冷えをとる「気のトレーニング」

TAOの実践哲学が心身を変える!

早島妙瑞《はやしま・みょうずい》

さくら舎

はじめに

「私って、いつも手足が冷《つめ》たくて、みんなからびっくりされるの」

「足が冷《ひ》えているから、寝るときでも靴下をはいているわ」

「お風《ふ》呂《ろ》に入っても、出たらすぐに冷たくなってしまうのよ」

これらは、「冷え」のごく一例です。

そうした冷えの悩みを抱《かか》えている人から、私はよく相談を受けます。

女性だけではありません。男性からの相談も少なくありません。

＊

冬になると、手足が冷えて眠れないという人もいます。

こうした人たちは、いわゆる「冷え性《しょう》」です。

冷え性の人は、いくら厚着《あつぎ》をしたり、部屋の温度を上げたりしても、からだ（身体）の内部が冷えてしまっているので、どうしようもありません。

冷えは、もちろん、冬場だけの問題ではありません。

真夏なのに厚手《あつで》の下着《したぎ》が手放せない、という人も少なくありません。

たとえば夏のオフィスの冷房は、デスクワークで部屋に閉じ込められている人にとっては大敵《たいてき》です。

冷房は、噴出口から冷気が出るので、オフィスのデスクの位置によっては、肩や首が冷気に直撃される場合があります。

これは通勤電車の中でも同じです。このために、からだを悪くする人も多いはずです。

オフィスの冷房がいやなあまり、「夏のあいだだけは、会社を休みたい」という人もいます。

＊

からだを冷やしすぎると、夜に眠れなくなったりして、体調を崩しやすくなります。血行《けっこう》が悪くなるため、腰痛や肩こり、手足のしびれ、むくみも起きます。

生理不順などの悩みにつながるケースも少なくありません。

このように、日常生活で生じた冷えは、知《し》らず識《し》らずのうちに体内に宿《やど》る傾向がありま す。

リューマチ、神経痛といった病気は、ほとんどの場合、こうした冷えが原因となってい ます。

「冷えは万病《まんびょう》の元《もと》」(冷えはあらゆる病気の原因になる)ということわざがあるほどです。

気温と健康の関係は、毎年発表される全国百歳以上のお年寄りの居住地を見ても明らか です。

長寿の理由としては、食生活も大きな関係があることがわかっていますが、温暖な気候 の土地というのも欠かせません。たとえば、沖縄は長らく長寿県の代表として有名でした。

また、さまざまな国に移住した日系人の中でも、ハワイ在住の日系人は、長寿で知られ ていました。

＊

このように、冷えは、からだにさまざまなトラブルをもたらす元凶ですが、「気のトレーニング」を実践すると、冷えをとることができるのです。

そして、からだと心が元気になり、しかも若返ってくるのです。

つまり、「気のトレーニング」は、冷えをとり去る秘訣《ひけつ》ということにとどまらず、健康と若々しさの秘訣なのです。

その秘訣を実践することによって、これまで多くの人が、心身がととのい、若々しくなり、そして人生が大きく変わってくることを証明しています。

＊

「気のトレーニング」の根本にあるのが、「TAO《タオ》（道《どう》）」と「気」です。

「TAO」と「気」は、いま、世界中で大きな注目を浴びている、とても古くて、そしてとても新しい存在です。

本書では、「TAO」と「気」の、その悠久の実践哲学の意義、そしてその驚くべきパワーの秘密を明らかにしていきます。

＊

この本を通じて、冷えをはじめとする、さまざまな心身の悩みを解消し、元気が湧いてきて、からだを若返らすことのできる、驚異の「気のトレーニング」の魅力に触れていただきたいと存じます。

そして、本当の健康とはどんなものなのか、そして本当の幸せな生き方とはどんなものなのか、ということを知って、明るい人生を開いてください。

目次◉冷えをとる「気のトレーニング」

第2章　冷えをとり去る「気の導引術」の驚異

第3章　「気のトレーニング」で冷えをとる秘密

第4章　「気」と「酒風呂」の超健康法

第6章 慢性病を治す秘訣

第7章 元気になり若返る方法

第8章　「気のトレーニング」で人生が変わる

冷えをとる「気のトレーニング」

——ＴＡＯの実践哲学が心身を変える！

「気のトレーニング」のひとつである導引術《どういんじゅつ》は、気によって内臓を動かしますので、内臓を手術されたり、体内にボルトなどが入っている方は、できない導引術もあります。

第1章　からだの悩みは、すべて冷えが原因

□冷えがもたらす害を見過ごしていませんか？

「伊達《だて》の薄着《うすぎ》」という言いかたがあります。

これは、寒いのを我慢しながら、薄着で過ごす人を表す言葉です。

寒いからといって、たくさん着込んで、着ぶくれすると、たしかにカッコ悪くなってしまいますね。

だからといって、おしゃれのために、無理して薄着して、風邪《かぜ》をひいたりしたら、その人は、「おしゃれな、粋《いき》な格好をしていたね」とは思われないで、「無理に意気《いき》がっていたんじゃないの」などと、まわりの人たちから言われてしまうことでしょう。

そして、「見栄《みえ》っ張《ぱ》りだから、風邪をひいたのさ」とバカにされかねません。

さらに、風邪が長引いて、健康を損《そこ》ねてしまう人もいます。

その人は、冷えがもたらす害を見過ごしていたのです。

＊

冷えは、からだ、とくに腰から足にかけての下半身が冷たくなる症状のことです。

冷えには、そのように大きく共通する症状があっても、現代医学では原因がはっきり特定できないので、正式の病名としては扱われていません。

冷えといえば、女性の症状と思われがちですが、冷えに悩んでいる男性も少なくありません。

冷え性の人が熱帯の東南アジアに住むと治《なお》ってしまうそうですから、日本の気候風土と大きな関係がある症状かもしれません。

□病気にかかるのは、自然なことではない

「冷えは万病の元」ということわざを、「はじめに」で申し上げましたが、病気については、「一億総病人時代」という言葉をよく耳にします。

これは、今や、なんらかの病気にかかっていない人はほとんどいない、という意味でしょう。

この言葉からもうかがわれるように、現代人は誰でも、「病気にはなりたくない」と思

いながらも、じつは「人間なのだから、病気になるのは当たり前だ」と思っているのではないでしょうか。

もし「この十年来、風邪薬も飲んだことがない」と話す人も、「ふーん、丈夫《じょうぶ》だね」とか「珍しい人ね」などといわれることでしょう。

それほど、病気にかかることは自然なことであると、ふつう考えられているのです。

しかし、本当は、そのほうがよほど問題です。だいたい、病気にはかからないのが当たり前であって、かかるほうが不自然なのです。

＊

道家《どうけ》〈道《どう》〉学院《がくいん》の創始者であり、日本道観《にほんどうかん》の始祖《しそ》・早島天來《はやしまてんらい》（筆名・正雄《まさお》）は、〝病気治しの天才〟として有名でした。

「大先生《おおせんせい》」と呼ばれ、日本だけでなく、世界の人たちから敬愛されていた早島先生は、

「病気というものは、全部自分で作ったもので、他人から与えられたものではありません。したがって治すのは自分。他から押し付けても治るものではない。だから私は治し方を指示するだけだ。病気は治す気なら、どんな病気でも治りますよ。」

と病気についての真実を喝破《かっぱ》しているのです。

このことについては、あとで詳しく説明いたします。

□からだのクセや仕事による不調を解消

病気の中には、いわゆる「職業病」というものがあります。

どんな仕事でも、長く続けると、からだにその仕事特有のクセがあらわれるようになります。それが職業病です。

そうした職業病は、ひとつのクセと考えられます。

たとえば、一日中座ったままで仕事をする人やドライバーなどの多くは、足腰の不調を訴えます。

新聞配達の仕事を四〇年間続けているＷさんの例を紹介しましょう。

Ｗさんは、しばらく前から腰に痛みを感じるようになったので、病院で診《み》てもらったところ、坐骨神経痛といわれました。

新聞配達という仕事は、想像以上に重労働です。Ｗさんはバイクの荷台に山のように新聞をくりつけ、ほぼ毎日、早朝と夕方、何百軒と新聞を配達していました。

寒さもからだにこたえます。冬はどんなに厚着をしても、足下《あしもと》から冷気がからだ全体に伝わり、まさに底冷《そこび》えの状態です。

また、夏は夏で、走り回って汗をかいた状態でバイクに乗ると、涼しいを通り越して、寒さを感じることもあるそうです。

こんな重労働を長年続けているうちに、Wさんは坐骨神経痛になってしまったのです。

□からだを温める「足の指の行法」

相談にやってきたWさんを見たところ、からだを酷使したことと寒さによって、足が冷え、からだ全体の血流が悪くなっていました。

そこで、「気のトレーニング」のひとつである導引術《どういんじゅつ》（のちに詳しく説明します）の、**「足の指の行法《ぎょうほう》」**（二一六ページ参照）を指導しました。

この、導引術の代表的な行法をWさんが習ったのは、ちょうど夏が終わり、秋に差し掛かっている頃でした。

ときには寒さを感じるような日もあります。

「こういう季節の変わり目がいちばんつらいんです」

とＷさんは話していました。

ところが、その秋は、突然寒い日が来ても、坐骨神経痛が痛むこともなくなり、元気に仕事ができたと、Ｗさんはいいます。

冬も無事に乗り越え、春になると、持病《じびょう》の坐骨神経痛がどこかへ吹き飛んでしまったのです。

「とくに負担になることもなく、無理のない行法で、からだを温《あたた》めたのがよかったのですね」

とＷさんは語っていました。

□冷えは「美容の大敵」

冷え性はまた、「美容の大敵」でもあります。

「食べすぎ」「強い日差し」「お肌の乾燥」が「美容の大敵」であることは知っていても、

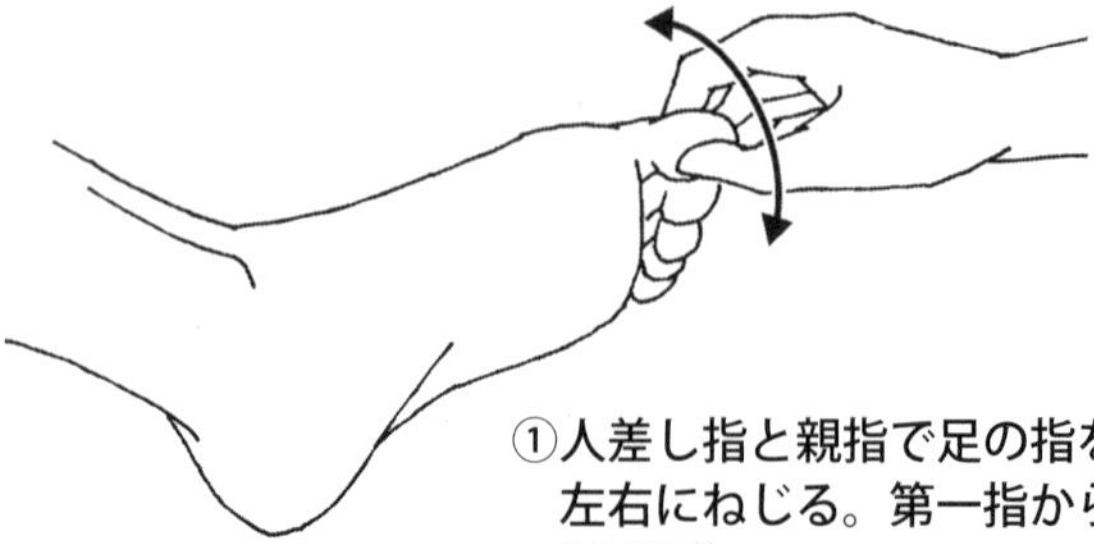

①人差し指と親指で足の指をつまんで、左右にねじる。第一指から第五指まで30回ずつ。

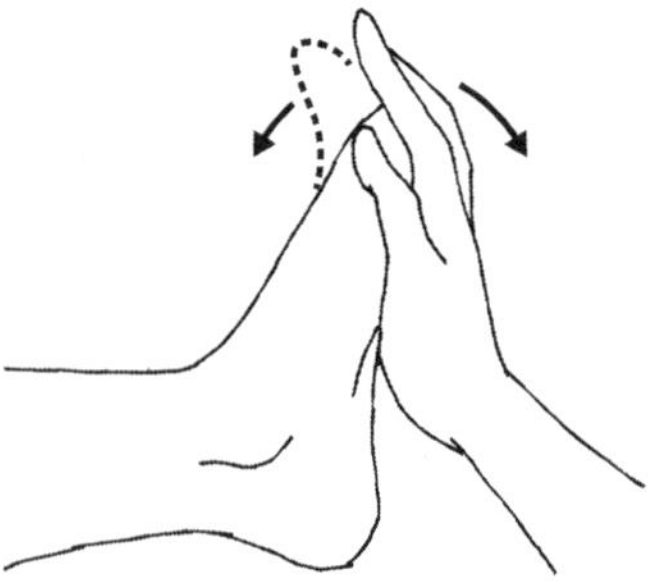

②手のひらで、足の指を前後に曲げる。

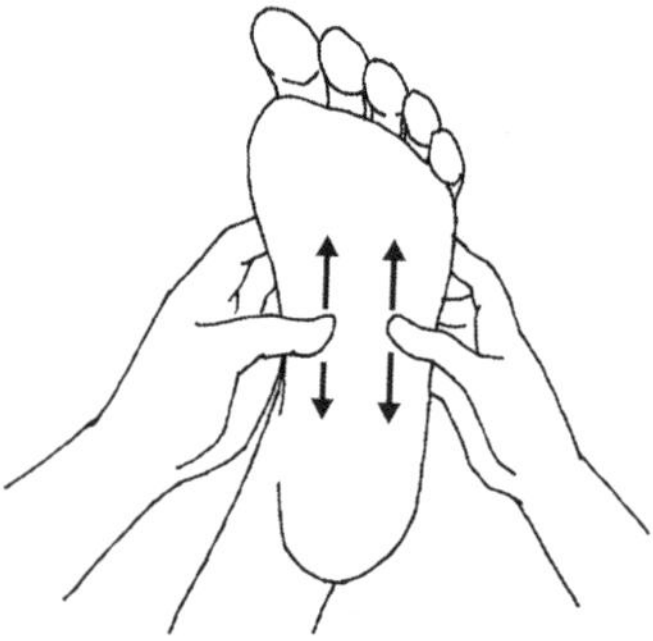

③足の土踏まずの部分を、両手の指でまんべんなく指圧する。

足の指の行法

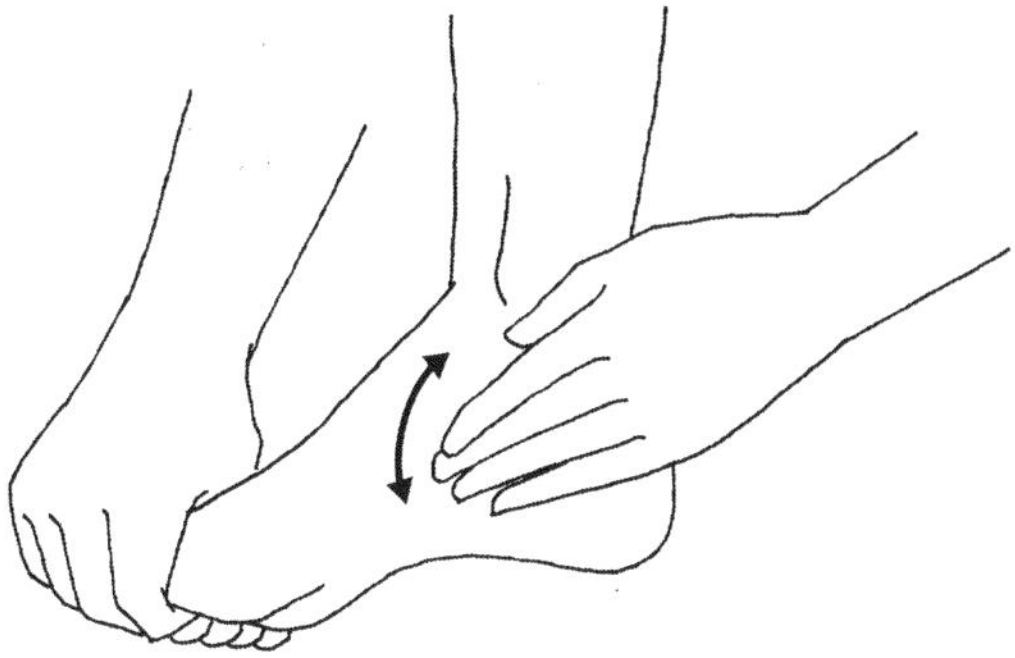

④一方の手で指（足）先をつかみ、もう一方の手のひらで、くるぶしの下から足の裏にかけて摩擦する。

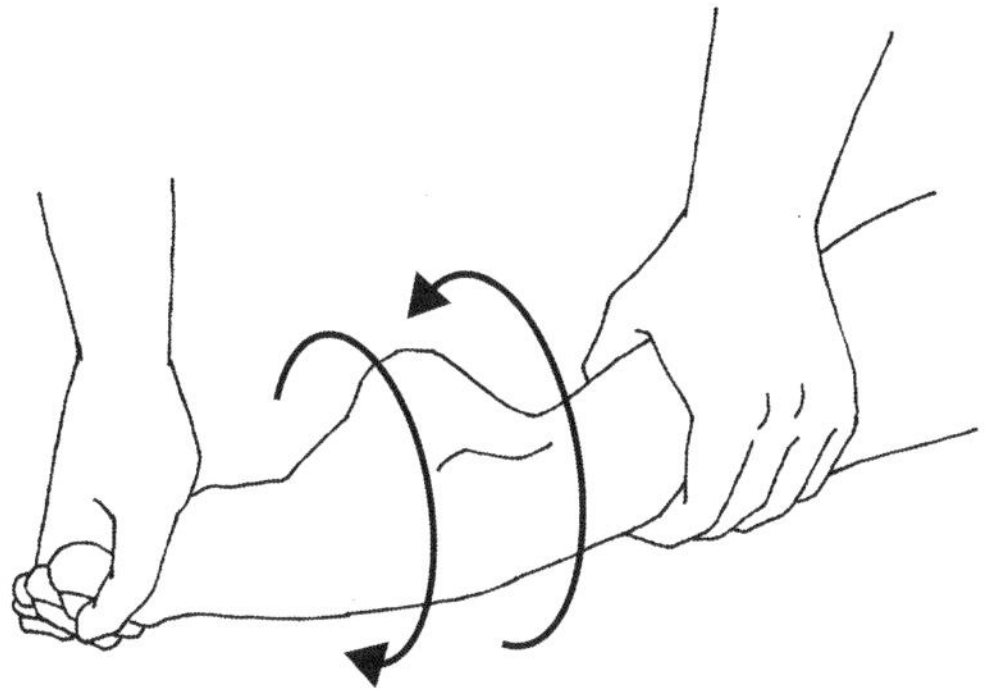

⑤足には経絡が集中しているので、この行法は内臓に刺激を与え、全身の気血の流れを活発にする。

①〜⑤反対の足も同様にする

冷え性もまた、「美容の大敵」であることに気づいていない人が少なくないようです。このことはのちに解説いたします。

冷え性は「美容の大敵」であると同時に、すでに述べているように、本当のところ、限りなく病気に近い症状なのです。

そして、「万病の元」なのです。

「体質なんだから、ガマンするしかないわ」

などと、のんびりかまえていると、遅かれ早かれ、実際に病気の症状が出てきます。

それは、女性にとってありがたくないものです。

たとえば月経《げっけい》不順、腹痛《ふくつう》、リューマチ、神経痛、さらに不感症などです。

ですから、すみやかに治す必要があります。

ところが、これが意外と治りにくいのです。

□「気のトレーニング」で冷え性が治った

冷え性や、そうしたさまざまな治りにくい病気に、大きな効果があるのが、「気のトレーニング」です。

「足の指の行法」などの「気のトレーニング」で、つらかった冷え性が治ったのがSさんです。

Sさんはこう述べています。

「私が『気のトレーニング』を始めたきっかけは、肌荒れと冷え性がひどかったからなんです。どんな高級化粧品を使っても、お化粧すると粉がふいちゃって。でも今は、そんな悩みもなくなりました」

Sさんは、友人から、「顔色も白くなったよね。前は赤黒かったけれど」といわれています。

また、べつの友人からは「Sさんはやせたよね。前にジーンズがブカブカになったって見せてくれたよね」といわれています。

そのようにSさんは、「気のトレーニング」で冷え性を克服するだけでなく、すっかり色白になり、しかも、無理なく健康的なダイエット効果もあったのです。

□「気」のパワーと「道」（タオ）の思想

この「気のトレーニング」の根本にあるのは、「気」です。

「気」という、宇宙に充《み》ち満《み》ちている不思議なエネルギーのことは、数千年前の古代中国の賢人たちによって知られていました。

その「気」のパワーを見出し、宇宙の流れに沿ってすべてが運行されていることを哲学として集大成したのが老子《ろうし》です。

さらに時代が下って、荘子《そうし》は寓話《ぐうわ》をつかって、その哲学をさらに発展させたといってよいでしょう。

これを**「老荘思想」**、あるいは**タオイズム**（「道《どう》」、つまり「道《みち》」の思想のこと）と呼びます。

そして、タオイズムを現実生活の中で実践する者を道家（どうけ。どうか、とも呼びます）、あるいはタオイストといいます。

タオは英語ではＴＡＯ、タオイズムはTaoism、タオイストはTaoistです。

□「無為自然」という考え方

その基本となっているのが「無為自然《むいしぜん》」という考え方です。

「無為自然」とは、心も、からだ（身体）も、限りなく自由であって、あらゆるとらわれやこだわりがなく、そしてまた、なにものにも流されない境地を表しています。

それは、「なんにもしないで、あきらめる」とか「なりゆきまかせ、ひとまかせ」といった退嬰的《たいえいてき》な考え方とはまったく異なるものです。

もちろん、だらけて、怠けて、ぐうたらな毎日を送る、といった生き方とは真逆《まぎゃく》の、前向きの考え方であり、生き方であり、哲学です。

老子が著《あらわ》した『老子道徳経』（『老子』ともいいます）は、そのタオイズム、「道」の思想を明らかにしたものです。

それは古くて新しい、人類最大の古典であるといっても過言《かごん》ではありません。

□老子と荘子という哲学者

老子は、道家の始祖とされる古代中国の哲学者です。

生没年は不明ですが、司馬遷《しばせん》（紀元前一四五頃〜前八六頃）の『史記』によれば、紀元前六世紀の楚の国の人とされます。姓は李《り》。名は耳《じ》。字《あざな》は伯陽《はくよう》で諡号《しごう》は聃《たん》で、老聃《ろうたん》とも呼ばれています。

また『史記』には、長いあいだ、周の国の守蔵室吏《しゅぞうしつり》（書庫記録官）を務《つと》めていたが、周の国の衰えを見て、その地を去り、函谷関《かんこくかん》の関所で、関守《せきもり》（関所の役人）の尹喜《いんき》の要請を受け入れて、『老子道徳経』を書き残してから、水牛に乗って、西の方に去った、と記されています。

中国では老子は神格化されて、太上老君《たいじょうろうくん》として尊ばれています。

荘子も、生没年は不明です。一説では、紀元前三六九年〜紀元前二八六年ともいわれます。

名前は、荘周です。戦国時代の宋の国の蒙《もう》（河南省《かなん》）の人です。宋の国の漆《うるし》の畑を管理する地方役人だったとされています。

俗世《ぞくせ》を超越した、「無為自然」の思想を、興味深いたくさんの寓話によって明らかにしています。

荘子は、後世、唐の玄宗皇帝《げんそう》（六八五～七六二）から「南華真人《なんかしんじん》」の尊称を与えられています。（南華とは中国南部という意味、真人とは尊い人物という意味です）

一般的に、人名の荘子は「そうし」、書名の『荘子』は、「そうじ」と読まれています。

□「老子」は「偉大な人物」を意味する

老子、荘子の「子《し》」は、男性の敬称として用いられた言葉で、「先生」「師匠《ししょう》」という意味です。したがって、「老子」は「偉大な人物」という意味の尊称と考えられています。

「子」の名を持つ人物（思想家）としては、ほかに儒教・儒学の創始者である孔子（前五五一～前四七九）や、列子《れっし》、孫子《そんし》、呉子《ごし》、孟子《もうし》、荀子《じゅんし》、墨子《ぼくし》、韓非子《かんぴし》なども有名です。

『史記』には、孔子が老子に教えを受けようとして面会した後、

「風雲に乗って天に昇るといわれる龍だけは、私は見たことがない。老子は、まさに龍さながらの、とらえどころがない人物だ」

と、スケールが桁外《けたはず》れに大きい老子に圧倒されて、そのように感嘆の言葉を弟子に述べたということが記されています。

□「とらわれ」や「こだわり」から解放していく

この老子と荘子が解き明かした**タオイズム**（**老荘思想**）、その根本にあるのが、先ほど述べた「無為自然」という哲学であり、考え方であり、生き方です。

残念なことに、現代のほとんどの人は「無為自然」という生き方からはかなり離れています。

そして、自分に素直《すなお》に生きていません。

たとえば、会議の席で発言したいと思っても、

「すっとんきょうな意見なのではないか」

「誰も同調してくれなくて、恥をかくのではないか」

などと、勝手《かって》に自分で結論を出してしまって、手を挙《あ》げることもしません。

その人は、「とらわれ」や「こだわり」によって、自分を、狭い殻に閉じ込めてしまい、行動をせばめているのです。

□心に壁をつくって隠している人

そうした、自分でつくり上げた「とらわれ」や「こだわり」などの思いから解放し、「気」にしたがって、伸びやかに、自由に、「無為自然」に生き、そしてその生き方を周り《まわ》の人たちに伝えるのが、道家、あるいはタオイストの役割です。

＊

「私には、心を割って話せる友人がいなくて、孤独なんです」

などと悩んでいる人もいます。

そのように、人のことを信じられない状態になっているような人は、その心の底に、他人を利用したいといった「とらわれ」や、他人のせいで損をしたくない、といった「こだわり」がひそんでいるものなのです。

こうして、自分の本心を知られたくないために、壁をつくって隠しているのです。

□自然の運行に合わせて生きていく人と、そうでない人

みなさんのまわりには、こんな方はいませんか。

雨の日には、「ああ、雨が降って、いやだなあ。じめじめする」などと口に出します。ところが逆に、晴天が続けば、明るい空を見上げながら、「ああ、雨が降らないかなあ」などと、つぶやいたりします。

いったい、どうして雨が嫌なのでしょうか。どうして、いい天気であることが嫌なのでしょうか。

自然の運行について、好きだとか嫌いだとかいっても、おかしいことです。ところが少なからぬ人が、「とらわれ」や「こだわり」のために、雨を差別したり、天気を差別したりしています。

そうして、せっかくの楽しい、自由な、生き生きと送れるはずの、気持ちのよい一日に

ケチをつけて、わざわざ憂鬱《ゆううつ》な、嫌な気分になってしまうのです。

人間は、本来、自然の運行に合わせて、楽しく生きていくものなのです。

ところが、そうした「とらわれ」や「こだわり」があると、自然で自由な、無為自然の生き方からそれてしまうのです。

□人の金を奪いとった男が述べたこと

先ほど、「子《し》」（先生）の尊称を持つ人物として、列子の名もあげました。

列子と見なされているのは列禦寇《れつぎょこう》（春秋戦国時代、紀元前四百年前後の人とされます）です。老子の思想を継承しています。荘子より前の時代の人物です。

その著書とされる『列子』に、「とらわれ」や「こだわり」のことがよくわかる、興味深い話が載っています。

＊

昔、斉《せい》の国に、金《きん》をほしがっている男がいました。

ある晴れた日の朝のことです。男は服装をととのえて、市場《いちば》に出かけました。金売り場のところにやってきた男は、やにわに、金をつかみとって、逃げ去ってしまったのです。

役人がやってきて、ようやく、その男を捕《つか》まえました。

その役人は、男に次のような尋問をしました。

「たくさんの人が見ているのに、お前はどうしたわけで、人の金を奪い取ったのか？」

すると、男は答えました。

「金を手にしたときには、人のことなど目に入りませんでした。ただ、金しか見えなかったのです」

□まわりのことが目に入らなくなる理由

この寓話《ぐうわ》を読んで、「バカなやつだなあ」とあきれる方が多いことでしょう。

しかし、この男ほど極端な振る舞いではなくても、お金《かね》に目がくらんで、まわりが見えなくなって、罪を犯す人がいます。

犯罪ではないにしても、お金のために、周囲のことが見えなくなってしまい、恥ずかしい、なさけない出来事を引き起こし、まわりに迷惑をかける人も少なくないでしょう。

また、このお話では、主人公は金《きん》しか目に入らなかったのですが、世の中には、財産や、権力や、名誉や、地位だけしか目に入っていないという人も少なくないはずです。

このように、欲望に引きずられてしまうと、「とらわれ」や「こだわり」によって、盲目的になってしまい、周囲のことが見えなくなり、自分を見失ってしまい、平気で愚かな行動をしてしまうのです。

□心とからだをともに磨く

「老荘の教え」、あるいはタオイズムとは、天地自然を運行している大原則でもあります。

人間が幸福な人生を送るためには、この「無為自然」のタオイズムに添う生き方をすることが肝心です。

私たちは「ＴＡＯ」（タオ／道）に添って生きれば、豊かで、幸せな、のびのびとした人生を送ることができるのです。

その「TAO」に反したり、そむいたりしてしまうと、幸福な人生から離れてしまうのです。

そこで、心とからだも「無為自然」の状態に戻そうとする、最も効率のよい「修行法」、そして体系化された「修練の体系」、それこそが道家《どうけ》〈道《どう》〉学院《がくいん》、TAO ACADEMY《タオ・アカデミー》で学べる、タオの「気のトレーニング」なのです。

□「気のトレーニング」には三つある

道家〈道〉学院では、「気のトレーニング」として、**導引術**（「気の導引術」とも呼んでいます）だけでなく、**洗心術**と、**動功術**（「道家動功術」とも呼んでいます）の三つを学ぶことができます。

「気のトレーニング」のひとつが**導引術**です。

それは、理論的に体系化された、「気」による、心とからだの総合健康法です。

「気のトレーニング」の二つ目が**動功術**です。

それは、さまざまな人たちと「気の交流」をし、「気の流れ」を調和のとれた、活発なものにするものです。

「気のトレーニング」の三つ目が洗心術です。

それは師との対話によって、「気」を清め、磨き、高めるものです。

□「導引術」は古代中国で生まれた不老長生術

そもそも、「気のトレーニング」は、じつは紀元前の古代中国で生まれた不老長生術です。

中国の人たちはこの楽しい人生を、少しでも長く生きたいと思ったのです。そのためには、健康でないと楽しくない、ということから、自然を観察し、人体を研究し、そして完成されたのが、この「気のトレーニング」の元になる「導引」だったのです。

天地自然に添って人間が生きるために、野生動物の動きや変化を研究して、人間が健康になるための方法として、「導引」が生み出されたのです。

「導引」という言葉は、「大気を導いて、それを体内に引き入れること」を意味します。

中国の湖南省の長沙《ちょうさ》で発掘された、馬王堆《まおうたい》にある、紀元前二世紀の丞相《じょうしょう》・利蒼《りそう》（丞相とは、皇帝を補佐する最高位の大臣のことです）とその家族の墳墓《ふんぼ》からは、絹に描かれた彩《さい》色《しき》（帛画《はくが》）の「導引図」が発見されています。

ですから、その頃には「導引」はすでに完成されて、広く伝わっていたと考えられます（後述します）。

□導引が「導引術」という、画期的な修練の体系に発展した

道家〈道〉学院で学べる「導引術」や「動功術」は、そうして研究され、伝えられた道家の秘伝である導引、動功が、日本に伝わり、早島天來先生（筆名・正雄）によって集大成され、そして現代人のための修練の体系として確立されたものなのです。

＊

天來先生は、江戸時代に出版された漢籍《かんせき》だけでなく、中国からの資料も紐解《ひもと》き、研究し、修練を重ねました。そして、実際に中国でも学ばれ、現代人に合わせて、導引を体系化し、「導引術」と命名しました。

また「動功」についても、「(道家)動功術」と名づけました。

こうして、現代の仙術といえる、導引術、動功術が現代に残されたのです。

そして本場中国や台湾の道士や研究家とも交流を重ねて、一九六九年、時代の流れで、台湾に道教の最高責任者である張《ちょう》天師がいらっしゃった頃に、台湾を訪問して多くの方々の難病を治し、その驚異的な力を認められて、はじめて中国以外の人として道家龍門派伝的第十三代を継ぐことになったのです。

また、併《あわ》せて道教の最高機関である嗣漢天師府顧問ともなりました。

＊

帰国して、さらに修練を積んだ天來先生は、一九八〇年に、タオイズムを学び、研鑽《けんさん》を積み、「気のトレーニング」ができる、日本道観《にほんどうかん》（タオイズムを修行する道場）および道家〈道〉学院（タオイズムを学ぶ学院）を設立しました。

天來先生は現代日本において、これまであまり公《おおやけ》にされてこなかったタオイズムおよび「気のトレーニング」に関する、研究と修行そして普及に人生を賭けたのです。

□導引術の効果の秘密

早島天來先生が体系化した、この導引術は、西洋医学では対処しきれなかった、からだの不調や慢性病にも効果があります。

しかも、元気で若々しいからだを取り戻すことができるので、より健康になれるのです。

それは即効性《そっこうせい》がありますが、薬や食事制限を伴わないので、副作用の心配がありません。

さらに、症状別に的確な方法があり、誰にもすぐに行うことができます。

導引術は、呼吸法と運動を合体させることによって、心とからだの「気の流れ」を、本来の、自然な姿にするものです。

従って導引術とは、「気」による、心とからだの総合健康法にほかなりません。

□動功術で「気の交流」をする

動功術は、二人一組で、決まった技をかけあう健康武術です。

二人の人間が、たがいに組み合って、相手の気を感じながら技をかけることによって、それらを本来のよい形にととのえていくのです。

ですから、道家〈道〉学院では、正しい指導のもとに、動功術の稽古を行うと、さまざまな人たちと「気の交流」をし、「気の流れ」を調和のとれた、活発なものにすることができます。

＊

「動功術」の「功」とは、訓練や鍛錬を意味する言葉です。

動功術は、動きが大きい武術であり、また、呼吸法を行いながら、からだや手足を動かす、「気のトレーニング」でもありますので、「道家動功術」とも呼んでいます。

なお、「動功」に対して、もっぱら静坐法によって、からだと心を鍛錬していくものが「静功」です。

□洗心術で心を洗う

洗心術は、文字通り、「心を洗う」ということです。それはタオイスト（道家）の哲学ともいえます。

ノイローゼや神経症、自閉症など、さまざまな心の病気を解消するとともに、「人間はどう生きていけばいいのか」ということを学んでいくものです。

師との対話・質疑応答や、師の講演会などを通じて、心を洗うものです。

洗心講座で、師に対して、心のうちに蓄積された悩みを思い切って言葉にすると、心のつかえが取れます。そして、返ってくる師の言葉によって、心が不自然な状態になっていたことに気づき、気が楽になっていくのです。

そのように洗心術によって、「気」を清め、磨き、高めることができるのです。

ですから、洗心術も、導引術と同じく、理論的に体系化された、「気」による、心とからだの総合健康法でもあります。

□からだに病気があるにもかかわらず、認めたがらない人

「気」による、心とからだの総合健康法である、「気のトレーニング」の体系について説明いたしましたが、この、心とからだについて、「心は心、からだ（身体）はからだ」といった考え方をする人がいます。

というよりも、世の中の多くの人は、そのように、心とからだをべつべつに考えているようです。

そうした人の中には、からだに病気があるにもかかわらず、それを認めたがらない人が多いのです。

たとえば、肝臓が悪い人は、アルコールを飲むと、腰など肝臓の周辺が痛くなるにもかかわらず、平気な顔を装って酒を飲み続けます。

そうした人は、「肝臓が悪くて飲めないといったら、自分の評価が下がるのではないか」などと思ってしまうのです。

しかし、お酒を飲まなければ仕事にならないはずはありません。むしろ、痛みを隠し、

自分を偽った結果、肝臓病で入院するほうが、「自己管理がなっていない」などといわれて、評価は下がるものです。

＊

「気」の立場では、このような「とらわれ」や「こだわり」のことを「我執《がしゅう》」といいます。

そして、それは、心が不自然な状態になっていることを指します。

心に「とらわれ」や「こだわり」がある人に、からだの養生《ようじょう》の「導引術」だけを行っても効果があがりません（「養生」については、六四ページで説明します）。

というのは、そうした人は素直な気持ちになれないため、「導引術」を自己流にしてしまったり、不必要に力《りき》んでしまったりするからです。

□心とからだは別々のものではなく、密接につながっている

心とからだについては、「性命双修《せいめいそうしゅう》」という言葉があります。

これは、「天地自然の『気』と一体となって、心とからだの修行をともに行う必要があ

る」という意味です。

老荘の教えを学び、無為自然の人生を送っている、古代中国のタオイスト（道家）たちは、心とからだは、べつべつのものではなく、互いが密接につながっているということを知っていたのです。

そして、そうした古代中国のタオイストたちは、心とからだ、その両方をあわせて修行することこそが、本来の健康につながる大事なことであると気づいたのです。

ですから道家〈道〉学院では、心とからだ、その両方をともに修行しています。

そのための三つの「気のトレーニング」である、導引術・動功術・洗心術を学ぶことによって、心もからだも柔軟にしていくのです。

そして、「気のトレーニング」を続けると、ごく自然に、運気がアップしていき、幸運の人、強運の人物として、人から認められるようになっていくのです。

□心身を健康にする究極の方法

「健康」と「病気」と「生き方」について、それぞれまったく別のものと思い込んでいる人も少なくないようです。

しかし、実際には、慢性の病気を持っている人は、心にこだわりを生じやすいものです。そして、「からだが弱いから、ほかの人と同じことはできない」とか「周りの人にいたわってもらうのは当然のことだ」といった、「とらわれ」や、「こだわり」ができると、それが心の壁になってしまいます。

しかし、導引術をはじめとする、「気のトレーニング」を実践していると、からだの原因を取り払って、そうした心の壁は自然と消え去ってしまい、心身ともに健康になっていくのです。

＊

このように、「気のトレーニング」を続けていくと、病気にならない、からだと心になり、本当の健康を見つけることができるのです。

そして、本当の人生はどんなものなのかという、人生の真実がわかってきますし、他人や社会のことも、よく見えるようになるのです。

そしてまた、本当の幸福を手に入れることができるようになるのです。

したがって、三つの「気のトレーニング」は、私たちが、身心を健康にして、運命を切り開いていく、具体的な、そしてまた究極の方法なのです。

本書では、一人で、時や場所を選ばずにできる導引術を中心に、「気のトレーニング」を説明していきます。

第2章　冷えをとり去る「気の導引術」の驚異

□「先天の気」を大事にして「後天の気」を蓄える生き方

人間も宇宙、天地自然の一部です。そして、すべては「気」の作用で変化し、成長しているのです。

「気」には、ふたつの「気」があります。それは、**「先天の気」**と**「後天の気」**です。

「先天の気」とは、ご両親から受け継いだ、生まれながらの「気」のこと。

「後天の気」は、人間が誕生した後に取り入れていく「気」のことです。

それは食物から得られる「気」と、呼吸によって、自然界から吸入する「気」のふたつです。

＊

子供の頃から虚弱だったという方ならば、「先天の気」が少なかったということになります。

しかし、そういう方も、導引術を続けていけば、「先天の気」を大事にして、それを浪費せずに蓄え、また「後天の気」をしっかりと加えて、充実して使うことができるようになるものです。

実際に、世の中には、虚弱に生まれたために、いつもあまり無理をしないようになり、けっこう長生きをする人が多いものです。

一方、体力があり、「気」が強すぎて、仕事も遊びも運動も、何もかもやりすぎるくらいしないとやった気がしないといったタイプの人が、年とともに「先天の気」が消耗《しょうもう》されていることに気づかずに、ある日、天からそのことを思い知らされたりするものです。

このように、私たちの健康と人生を左右するもの、それは「気」にほかなりません。人間の幸運、不運も、「気」によって、文字通り左右されているのです。

したがって、私たちが健康で、充実した人生を送るためには、「先天の気」を大事にし、「後天の気」を蓄えることが大切です。そのための、「気の修行」の体系、それこそが「気のトレーニング」なのです。

□タオイズムの「過ぎない生き方」

私たちの肉体も、無理な使い方をすると、大切な「気」が不足して、痛みや不調につながります。

その痛みや不調は「肉体をもっと大切に使ってくださいね」という、からだの声なのです。

そしてまた、「大切な『気』が不足していますよ」という、からだの訴えでもあるのです。

前の項で、「先天の気」と「後天の気」について述べましたが、年齢を重ねるごとに、若い頃よりさらに「気」を大切にするようにしなければなりません。

それは、生まれたときにたくさん持っていた「先天の気」が、生きるという毎日の活動で、だんだん消耗してくるからです。

＊

さまざまな心労や、働きすぎ、飲みすぎ、食べすぎなど、過剰なストレスには要注意です。

過剰なストレスが、心やからだをかたくなにするのです。

また、季節の冷えも「気の流れ」を悪くし、からだを硬くする原因となります。

年齢を重ねていくと、若い頃のような無理はできませんが、ＴＡＯの「気のトレーニング」を続けて、「気」を大切にし、「後天の気」を充実させていけば、これまでの豊かな人生の経験を生かして、若い頃より充実した日々が、みなさんを待っているのです。

自分のからだに感謝しつつ、天地自然を柔軟に受け入れて、明日を楽しみにする陽気な生き方――それこそが、タオイズムの「無為自然」の生き方なのです。

□「気の毒」という言葉が意味するもの

「気」については、たくさんの言葉があります。

そのなかでも天気、元気、勇気、陽気、やる気、覇気《はき》、のん気、雰囲気、気分、気配《けはい》、気持ち、気力、気迫、気絶といった言葉は、みんなが日常的に用いています。

「まことに、お気の毒です」

「気の毒そうな症状ですね」

「きみが、あの人の境遇を気の毒がるのは、もっともだよ」

などと、「気の毒」という言葉も、よく使っています。

「気」が「毒」とは、いったい、どういうことなのでしょうか。

それはもともと、自分の「気持ち」や「気分」にとって「毒」にあたる、という意味なのです。

いわば、自分の「元気」を損《そこ》ない、害する、よくないものだ、というわけです。

それが、相手（目上の人や同等の人）や第三者の、不幸な状況や、つらい立場を見たり察したりして、自分が心を痛めたり、同情をしたり、憐《あわ》れんだりする、という意味に変わってきたのです。

□「元気」と「気の薬」

じつは「元気」とは、「元始」の「気」という意味で、「源気」「原気」とも書かれます。

「元気」は万物を生成発展させる、根源的な、原初の力のことで、私たち人間にもともと備わっている、そして人間を生み育《はぐく》んでくれる、先天的な「気」のことです。

「気の毒」の反対に、「気の薬《くすり》」という言葉があります。

それは、自分の「気持ち」や「気分」にとって「薬」にあたる、という意味です。

つまり、自分の「気」を楽《らく》にし、晴れ晴れとしてくれたり、楽しくて心を慰めたり、気持ちを癒《いや》してくれるもののことです。

それは、自分の「元気」を高め、増大してくれるものなのです。

この本は、あなたにとって、まさに最高の「気の薬」なのです。

そして、まわりの人たちを「元気」にすることのできる、「元気」の素《もと》なのです。

□大切なことに「気づく」ようになる

「気づく」という言葉があります。

「彼の本当のやさしさに気づく」

「真相に気づいた」

「偶然、目的地に到着していたことに気づいた」

などといいます。

「気づく」とは「気付く」です。

目に付く、耳に付く、鼻に付く、という言葉がありますが、それらの言葉の場合と同様に、「気」を働かせて、その対象に迫り、受け止め、入り込む、といったような意味です。

したがって、「気づく」とは、今まで知らなかったことをふと意識するとか、これまで気にも留めていなかったことに注意が向いて、物事の存在や状態を認識するようになる、といった意味になります。

ですから、「気のトレーニング」を続けて、「気」のことがわかっていくにつれ、タオイズムの、さまざまな大切なことに気づくようになるわけです。

そして、「気」を損なったり、「気の流れ」を悪くしたりすることがないように、人生で肝心なことに「気」をつけるようになるのです。

□渋沢栄一に見る「気」と健康長寿

最近、「健康長寿」という言葉がよく用いられるようになりました。

健康長寿で知られるのが、明治の実業家・渋沢栄一《しぶさわえいいち》（一八四〇〜一九三一）です。渋沢栄一氏は現在の、みずほ銀行、王子製紙、東京海上などの会社設立で大きな役割を果たした有名な人物です。五百以上の会社設立に関わっているとのことです。理化学研究所の創設者でもあります。

氏は、その代表的な著書の中で、「気」が健康のカギであることについて、次のように述べています。

＊

「いったい、人は気で持つもので、気、すなわち精神の作用いかんにより、身体はある程度まで左右されるものである。

かの小心翼々《しょうしんよくよく》の人がなにか難問題に逢着《ほうちゃく》した場合、夜分《やぶん》も眠れないとか、あるいは食欲が減退したとかいって、ほとんど半病人になる者もあるが、これはすなわち身体が精神のために衰弱した好適例である。かくのごとく精神の力とは実に恐ろしいもので、『病は気から起こる』という世のことわざには道理があると思う。

人は常に精神さえ確固《かっこ》としていれば、身体もそれにつれて自然に壮健になるようである。自分も従来この点に大いに注意して、なるべく精神を阻喪《そそう》せしめないように、またいつまでも気を若く持つように努めてきた」（『青淵《せいえん》百話』「健康維持策」の項より。青淵は、渋沢栄一の雅号です）

＊

こうして渋沢氏は気力溢れる人生を送り、幕末・明治の、日本の大転換期に大きな役割を果たしました。

氏はまた、実業だけでなく、社会公共事業、民間外交にも力を注ぎました。一九二六年と一九二七年にはノーベル平和賞の候補者にもなったそうです。

氏は「日本資本主義の父」「日本の偉人のひとり」と謳《うた》われています。氏は、「気」の秘密を見抜き、そして「気」のパワーを大切にしました。そして健康長寿の生涯を送り、世のため人のためになる、堂々たる生き方を貫《つらぬ》いたのでした。

□冷えについて注意を払っていた貝原益軒

先ほど、世の中には、虚弱に生まれたために、いつもあまり無理をしないようになり、けっこう長生きをする人が多い、と述べましたが、『養生訓《ようじょうくん》』の著書で知られる貝原益軒《かいばらえきけん》（一六三〇～一七一四）もそのひとりです。

貝原益軒は幼児のときから病弱で、自分は「夭折《ようせつ》（若死《わかじ》に）するのではないか、と恐れていた」そうです。そして、いつも部屋に閉じこもって、本を読んでいました。

しかし、無事に成長し、健康に留意し、病気を克服して、本草学者《ほんぞうがくしゃ》（本草学とは医薬に関する学問のこと）、儒学者として大成《たいせい》し、長生きをしたのです。

幕末期に来日した、ドイツの医師・博物学者であるシーボルト（一七九六～一八六六）は、幅広い分野で、実証的な学問を深めた貝原益軒のことを「日本のアリストテレス」と賞賛しているそうです。

『養生訓』は、そうした益軒が死の前年に、八三歳に著した本で、みずからも実践していたと思われる、さまざまな養生の秘訣をまとめたものです。

当時の平均寿命は四十歳くらいだったといわれますから、益軒はたいへんな長寿でした。

□「養生」とは、どういうことか？

養生とは「生《せい》を養《やしな》う」ということで、「健康増進」「健康保持」「健康維持」「健康管理」「健康に留意」「節制《せっせい》」「保養」といった意味です。

前述した「健康長寿」という言葉も、「養生」とよく似た意味合いであるといえましょう。

養生は、一般的に「ようじょう」と読みますが、本来は「ようせい」といいます。

『養生訓』は、全八巻のうち二巻が飲食について記されていて、その中で冷えについて、次のように述べています。

＊

「夏に瓜類《うりるい》や生野菜を多く食べたり、冷たい麵類をしばしば食べたり、冷たい水を多く飲むのはよくない。秋になって急な発熱や下痢を起こす原因になる」

「季節を問わず、温かい食べ物を摂《と》ること」

＊

益軒はこのように、暑いからといって、冷たい飲み物を飲みすぎたり、冷たい食べ物を口にしすぎたりすることは、からだを冷やすからよくない、と戒めているのです。

また腹八分《はらはちぶ》を心がけることなども説いています。

『養生訓』を読むと、貝原益軒自身も養生のために、導引を毎日、熱心に行っていたことがうかがわれます。

貝原益軒は、「先天の気」は少なかったものの、導引などで「後天の気」を加えていき、充実した長寿の人生を送りました。そして『養生訓』をはじめとする六十の著書を残したのです。

□秀吉の出世の第一歩は主君・信長の冷え防止から

冷えをめぐる有名なエピソードがあります。

それは若き日の豊臣秀吉と織田信長の話です。

当時、木下藤吉郎《とうきちろう》と名乗っていた秀吉は、信長に仕えるようになり、信長から「猿」と呼ばれていました。

＊

ある冬の日、信長が突然、外出することになりました。

馬番として、信長に取り立てられていた藤吉郎は、それを知って、仮眠している草履《ぞうり》取りの者を起こそうとしましたが、深夜とあって、そんなはずはないといって、起きようとはしませんでした。

そこで仕方なく、藤吉郎が信長の草履を出してきましたが、寒さのため、草履は冷えています。藤吉郎は軒下にうずくまり、その草履を懐に入れて暖めました。

そして信長が現れる直前に、懐から取り出し、揃えておいたのです。

ところが信長は、足を入れた草履が生暖《なまあたた》かいことに驚きました。

そこで信長は藤吉郎に向かって、

「猿よ、草履が暖かいではないか。わしの草履に腰をかけていたに相違ない」

と叱りつけたのです。

そこで藤吉郎は、

「滅相《めっそう》もございません。この寒さのなか、お風邪を召さぬよう、冷たい草履を懐に入れて暖めておりました」

と申しました。

そこで信長が、小姓《こしょう》に藤吉郎の懐を探らせたところ、たしかに土《つち》が出てきました。

信長は、何もいわずに出ていきましたが、翌日、お沙汰《さた》があって、藤吉郎は草履取りに任命されたのでした。

＊

このエピソードは、どうやら後世の創作のようですが、信長の冷えを防いで、秀吉が天下とりの第一歩を踏み出したというのは、冷えを克服することの大切さを示す、興味深い話です。

そして、からだが暖まれば、心も温《あたた》まるということ、さらにまた、温かい心と思いやりの行動が、相手の冷えたからだと冷えた心を温めて、「気」が通じ合うようになり、それが自分の開運にもつながるということも伝えているようです。

□冷えと「気」の関係

人間は、個人差はありますが、だいたい三十五度から三十七度くらいの体温を保っています。しかし、死ぬと体温が下がり、冷たくなります。

そのように考えると、体温というのは人間の生命活動の表れといえます。

すでに述べたように、人間のからだ（身体）には、「気」という目に見えないエネルギーが流れています。

この「気」とは、さまざまな動物たちにも、自然の樹木にも、そして道端《みちばた》にも転がっている石にも流れています。

「気」は宇宙に遍満するエネルギーです。

そして、「気」とは、人間のエネルギーそのものともいえるものです。

人間は、「気」の作用で変化し、成長しているのです。

この「気」が流れよく体内をめぐると、内臓も活発に活動し、からだの末端まで血液が元気よくめぐるようになります。したがって、からだは暖かくなり、冷え性とは無縁の健康な状態を保つことができるのです。

＊

冷え性、からだが冷えると不調になる人は、ただ外から温めるばかりでなく、気によって、根本的に冷えないからだをつくることが大切になります。

そのため、ぜひ習得したいのが、「気のトレーニング」の、導引術です。

導引術を習得すると、体内の「気の流れ」を活発にして、病気の元となる「気」の滞りや凝《こ》りをとり去ることができます。

そして、病気になりにくい健康なからだをつくり、冷え性や冷えからくる不調から脱出できるのです。

□「気」を大切にする自然の健康法

「導引術」とは、前述したように、日本道観の始祖である早島天來《はやしまてんらい》（筆名・正雄《まさお》）が古くから伝わる「導引」を現代人に合わせてアレンジし、体系化したものです。

導引とは、もとは中国に五千年以上の昔から伝わるといわれている健康体操のようなものです。

体操といってしまうと、気楽な、どこにでもあるようなものと思われがちですが、四一ページに述べたように、中国・湖南省の長沙《ちょうさ》で発掘された、馬王堆《まおうたい》にある紀元前二世紀の墓には、すでにこの導引が、彩色された帛画《はくが》（絹に描かれた絵）として発見されています。

その際、日本の医学界でも、導引について、

「現代医学の最先端とされていることが、二千年余も昔の治療の中に取り入れられている。人間のからだを単純なロボットと見ないで、有機体としてきちんととらえられている。まさに東洋医学的な綿密な現象観察から生まれた知恵で、じつに素晴らしい」

そう評価されたのです。

発掘されたときの帛画では、体位のいくつかには、どんな病気を治すのに効果があるか、という説明もされていました。

つまり、当時すでに、効果が認められて、実際に行われていたと思われる導引の行法が、そこには描かれていたのです。

□動物の真似と「導引」

では、いったい導引というのは何なのでしょうか。

少し複雑な導引をしてみせると、「なんだか、ヨガに似ていますね」といわれます。

初めて導引を知る人に対しては、いろいろな説明の仕方がありますが、とりあえず「鳥や獣など動物の真似《まね》をすることだ」と申し上げておきましょう。

この説明を聞くと、今度は「動物の真似というと、たとえば両手をついて歩くことですか？」と質問されるかもしれません。

＊

中国の後漢末に華佗《かだ》（？〜二〇八）という名医がいました。

この医者は、世界の医学史の中ではじめて麻酔薬を用いたというので、東洋医学史において、たいへん有名な人物です。

華佗はまた、「五禽《ごきん》の戯《たわむ》れ」（五禽戯《ごきんぎ》）という健康法をつくったことでも知られています。

五禽とは猿、熊、虎、鹿、鳥という五つの禽獣（鳥とケダモノ）のことです。

華佗はこれらの動物の動作《どうさ》に似せた、一種の体操をつくったのです。それは、踊りのような動きのあるものです。

この体操のようでいて、踊りのようでもある「五禽の戯れ」を毎日続けていた華佗やその弟子たちは、年をとっても、いつまでも青年のように若々しかったという記録が残っています。

この「五禽の戯れ」は、じつは「導引」にほかなりません。そしてそれは太極拳、少林拳といった武術や、八段錦《はちだんきん》や易筋経《えききんきょう》といった健康法の元になったものなのです。

名医として知られていた華佗は、魏の権力者、曹操《そうそう》（一五五～二二〇）に呼び出され、頭痛治しを命じられました。そこで、鍼《はり》を頭に打とうとしたところ、曹操の怒りを買い、殺されてしまいました。

華佗はそのとき、百歳の年齢を越えていたといわれています。

□「導引」から「導引術」へ

年をとっても、いつまでも青年のように若々しい、と驚かれていた華佗でしたが、「自然の生活をしている動物たちは、病気にかからず、病気では死なない！」という事実を知ったのでしょう。

華佗が、「動物の真似《まね》をしたら、病気にかからないのではないか」と思ったのは当然でしょう。そこで、亀の呼吸の仕方を真似たり、虎や鹿といった獣たちの寝相《ねぞう》を真似たりしたのです。

そして華佗が真似た、こうした動作や呼吸のテクニックの総称こそが、「導引」だったのです。

その導引とは、華佗が「五禽の戯れ」（五禽戯）をつくるずっと前から、人々の健康の知恵として、実際に行われていたものでした。

＊

導引が日本に持ち込まれたのは、応神《おうじん》天皇の頃と考えられます。今から約千七百年も前のことです。

そして江戸時代までは、医者は漢方《かんぽう》薬の処方を学ぶだけでなく、その中でも優秀な人は、導引をいくつか覚えて治療していたものです。

江戸時代までは漢方が主流医学でしたが、明治時代になると、西洋医学が全面的に採用されて、それまでの漢方や和方《わほう》（日本古代医学）が姿を消してしまったので、導引も一般の人々から忘れられた存在になってしまいました。

それを「導引術」という、「気のトレーニング」の、修行の体系として、現代に甦らせたのが、日本道観の始祖・早島天來なのです。

□導引術は、症状別に、的確に対応する

導引術がどんなに素晴らしい健康法、治療法、若返り法かを知っていただくために、その特徴をまとめてみましょう。

① 現代医学ではなかなか治らない、からだの不調、慢性病にも効果があるだけでなく、若々しいからだを取り戻し、より健康になる。

② 即効性があり、早ければ導引術をはじめてすぐ、あるいはその日のうちに効果が表れ

る場合も少なくない。慢性病も、かなり短期間でよくなる。
③　薬の使用や食事制限は原則として行わないので、危険な副作用などはない。
④　特別な準備や訓練も不要なので、誰でもその日からでき、自宅でも毎日続けられる。
⑤　単に健康増進というだけでなく、症状別に的確な行法があるので、どのような症状にも対応でき、効果が高い。

＊

人間はある程度成長すると、老化が始まります。本来の元気が失われ、自然な状態ではなくなってくるのです。

導引術ではそれを「邪気《じゃき》がたまっている」と考えます。

「邪気」とは体内の悪い「気」のことです。

ですから、「邪気」がたまるというのは、からだにひずみが生まれていることです。

もし、このひずみがなければ、人間はもっと健康に生活でき、寿命も延びるはずです。

人間のからだを本来の自然の状態に保《たも》つ方法があれば、もっと若々しい状態で、長生きできるはずなのです。

からだのさまざまな痛みや症状を軽くし、あるいは根本的に治す方法、それが導引術の体系なのです。

□肥満で冷え性などに悩まされ続けたTさんの場合

導引術をはじめとする「気のトレーニング」で、冷えを克服したのが二六歳のOLのTさんです。

「小さい頃から肥満体質で、中学校に入学したときには、身長が一五〇センチしかないのに、体重は七〇キロもありました。」

そう語るTさんが食べていた量というのは、半端《はんぱ》ではありません。朝からどんぶり飯を二杯とおかず。食パンなら一斤《いっきん》まるごとひとりで食べてしまいます。ラーメンなら二、三杯はオーケーという大食だったのです。

もちろん、間食《かんしょく》も欠かしたことはありませんでした。

一日にジュースを一リットル以上、アイスクリームを五〇〇グラム、そしてポテトチップスを二、三袋。これを毎日食べ続けていたというのですから、肥満にならないほうがおかしいでしょう。

社会人になり、ストレスがたまりはじめると、からだに変調が起きはじめました。

「便秘に冷え性、生理痛、肩こり、吹き出物。とくに便秘はひどくて、一週間に一度出ればいいほうでした。しかも、やっと出たと思えば今度は激しい腹痛で、水のような下痢《げり》が続くんです。」

Ｔさんのからだはさらに悪くなりました。微熱《びねつ》が続き、腰痛《ようつう》を起こし、病院に通うようになっていきました。

□「按腹の行法」、冷え性に悩まされ続けたのが嘘のよう

「そんなときに知人に導引術をすすめられ、ワラにもすがる思いで道家〈道〉学院へ行きました。すると一ヵ月もたたないうちに、便通がよくなりはじめたんです。トイレに通うのが、こんなに気持ちがいいなんて知りませんでした。」

Ｔさんは、「按腹《あんぷく》の行法」をはじめとする導引術を続けるうちに、からだのむくみや腰痛がなくなり、病院に通うこともなくなりました。

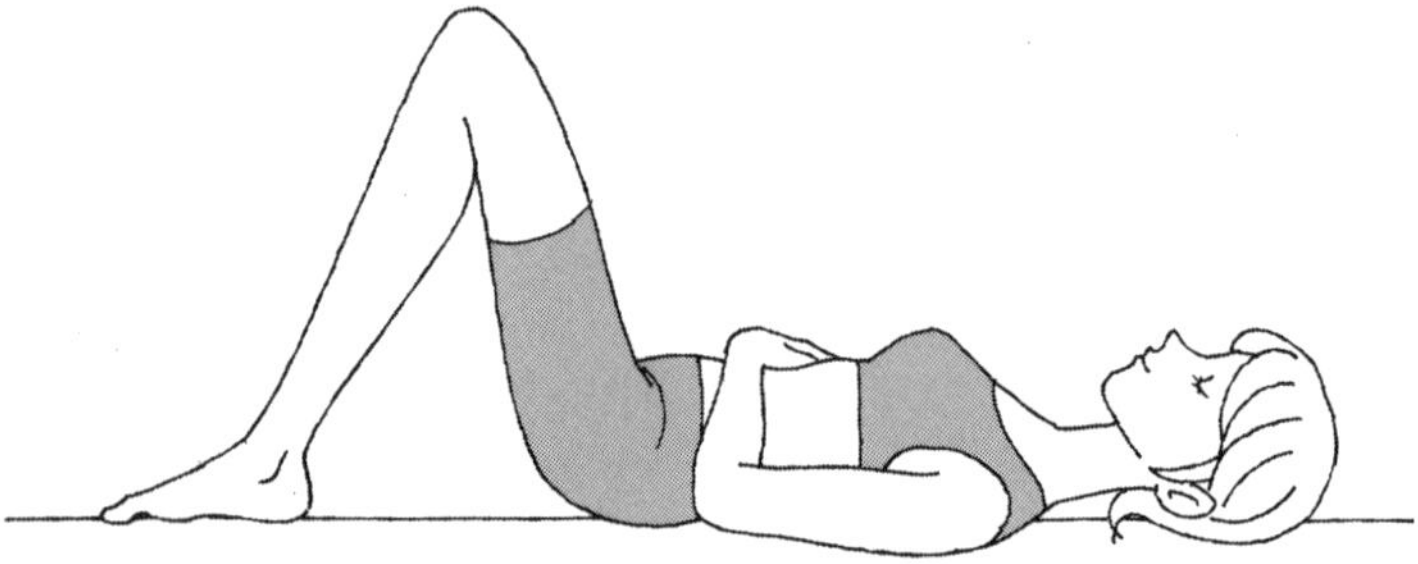

①仰向けに寝て、両膝を立てる（腹部の
衣服をとっておく）。

②両手のひらを、腹部に当て、全体を
20 ～ 30 回、時計回りの方向になでる。

按腹の行法

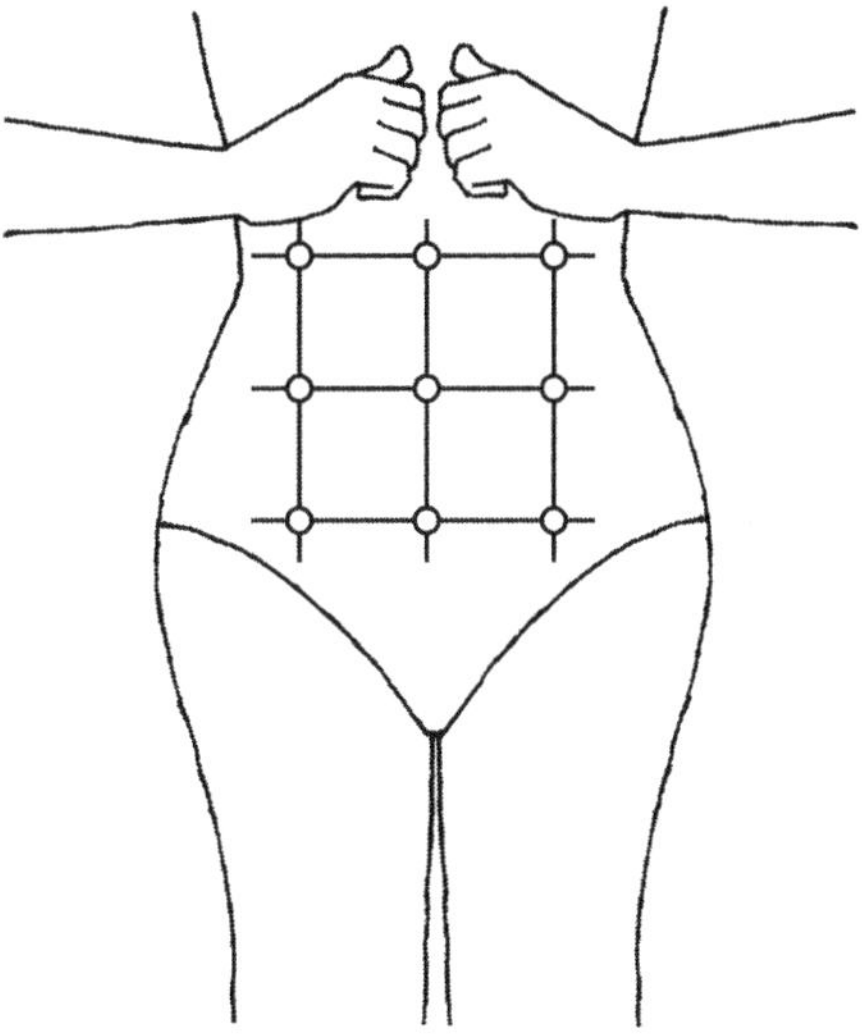

③両手の指先を揃えて立て、お腹全体を縦、横をそれぞれ３等分するように、下から上へと順に押さえていく。押さえた後、指を離すときに静かに息を吐き出すようにする。
ただし、へその上は押さないようにする。

注意
内臓の手術をされた方は、決して行わないでください。

一年後、体重は四七キロまで減っていました。やせたために、顔もからだもすっきりし、吹き出物の痕《あと》もすっかり消えてきれいになりました。

しかし、Tさんに起きた変化は、それだけではありませんでした。

Tさんはいいます。

「導引術を始めて、からだだけではなく、心も大きくゆがんでいた、ということに気づいたんです。

子供の頃から食べすぎていたのは、心に巣喰《すく》っていた不安や怒り、そして嫉妬《しっと》から逃げるためだったって、ようやくわかったんです。

導引術を始めてからは、食べることに逃避することはなくなりました。そして、人にもやさしくなれるようになりました」

Tさんは、「気のトレーニング」によって、第二の人生をつかんだのです。

□元気になるカギは導引術

「父の元気がなくなり、やせてしまって、心配で仕方ありません」

とAさんが、道家〈道〉学院に相談にやってきました。

Aさんのお父さんは八〇歳です。

「どんな症状なのですか？」

と私はたずねました。

「はい。三月中頃から軽い風邪をひいて、医者に行くほどでもないと放置していたら、咳《せき》が続いて微熱もあったようなので、四月はじめに医者に行ったそうなのですが、とくにレントゲンなどでも異常は見られず、咳止めをいただいてきたそうなのです。

ところが、その咳止めを飲んでも、なかなかすっきりと止まらずに、その上、薬の影響か、もともと胃弱でしたので、胃腸の調子が悪くなり、食欲不振になり、不調が一週間くらい続きました。

そうして、口内炎もできて、ますます痛みも増して、食欲もなくなってしまったみたいなのです。

今は、咳は止まったのですが、なんだか顔色も悪く、元気がなく、なによりやせてしまって、心配になりました。

父といっしょに導引術の、足の指の行法（二六ページ参照）をしたら、足がぽかぽかして、気持ちがよくなった、といっていましたが、これからどのようにしたらよいでしょうか。

医者は、とくにどこかが悪いということはない、といっています。

母も薬は強いから、できれば導引術で治したいというのですが」

そう、Aさんはいいます。

□冷えが入り、「気」のバランスを崩した

そこで私は、こう答えました。

「今日、お父さんが来られていないので、はっきりしたことはなんともいえませんが、風邪をきっかけに体調を崩し、胃腸を痛めて口内炎ができたのでしょうね。

もちろん薬の影響もあったでしょうが、とにかく冷えが入り、『気』のバランスを崩したのですね。

八〇歳ですから、年齢のせいで回復力が弱るので、まだ改善されていないのでしょう。年配《ねんぱい》の方の病気は、なかなかすっきりと治らないのです。ですからあせらずに、少しずつ

体力を回復しよう、そう思えばいいですね。

大切なのは時間をかけて、少しずつ元気になることなのです。

心配せずに、食欲がないうちは、消化のよいもので、食べたいものを選んで、楽しく食べることとです。白米《はくまい》のおかゆは、江戸時代までは胃腸の薬だったのです。

それから、焼いたお餅を、味噌汁に入れて、柔らかくなるまで煮て、食べるのも、とても胃腸によいのですよ」

□「足の指の行法」で全身に「気」がめぐる

この私の言葉に対して、Aさんはいいます。

「わかりました。これからも一生懸命時間を見つけて、足の指の行法をします。ところで、ふたたび、父があんなことにならないように、私は何に注意して過ごせばいいでしょうか。またどんなふうに、『気のトレーニング』を続けてゆけばよいのでしょうか」

私は、こう断言しました。

「導引術では、足の指の行法だけでなく、**手の指の行法**も大切です。

それから洗心術の講座に参加して、日頃から、TAOの生き方を聞いていると、自然に自分でとらわれない生き方ができるようになります。

人間も生身《なまみ》のからだですから、疲労したり、冷えたり、いろいろなことで、不調になることだってありますが、そのときは導引術をより丁寧《ていねい》に行うことです。

□「手の指の行法」で全身に「気」がめぐる

このように、Aさんに対して、「足の指の行法」(足もみの行法)と「手の指の行法」の大切さを述べましたが、TAOの「気のトレーニング」の導引術の中でも、皆さんがとくに「無理なくできて、効果が大きい」と感心しているのが、この二つの行法なのです。

解説文のように、手と足の指を、一本一本、丁寧にもみほぐしていきます。

手の先、足の先には全身につながるたくさんのツボがあり、この「足の指の行法」と「手の指の行法」は、そのツボを刺激して、全身の「気」のめぐりをよくし、内臓に「気」をめぐらせるものです。

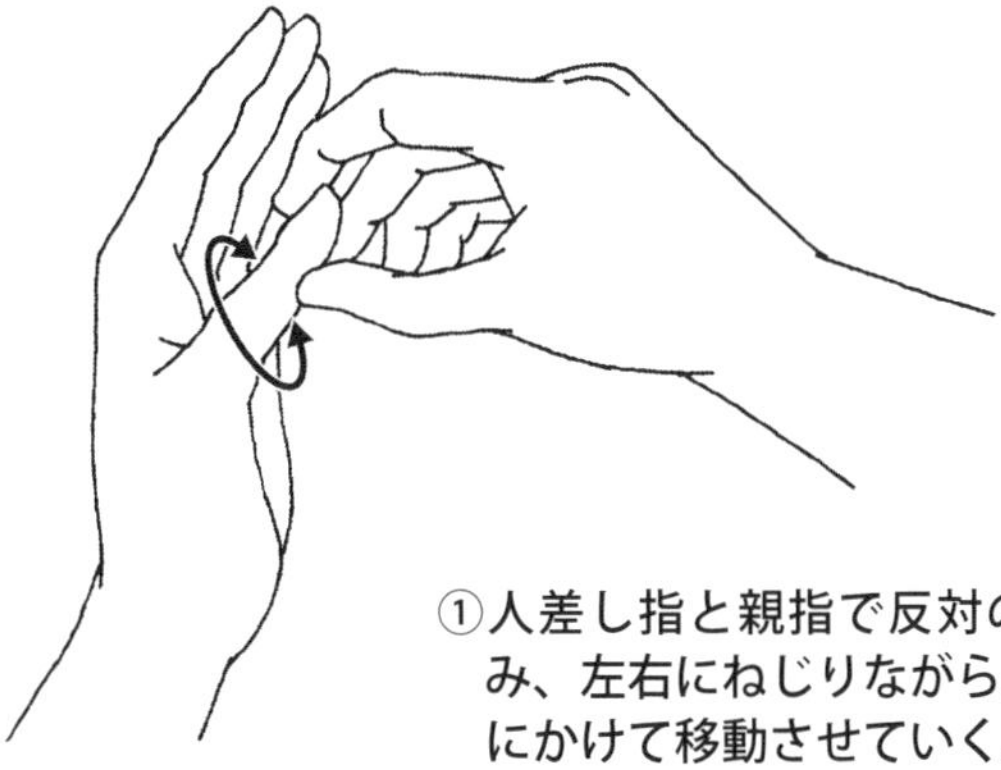

①人差し指と親指で反対の手の指をつまみ、左右にねじりながら、先端から根元にかけて移動させていく。

②左右交互に一本一本、それぞれ30回ずつねじる。

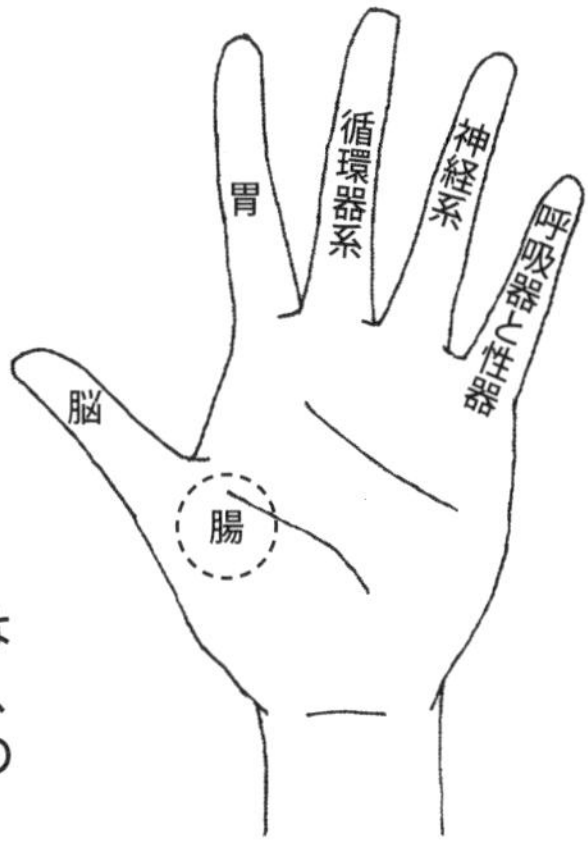

③足と同様、手にもさまざまな経絡があるので、この行法は、全身に刺激を伝え、からだの回復をうながす。

手の指の行法

この二つの行法は、導引術の基本である、素晴らしいものです。
「気」のめぐりをよくすることの大切さについては、次章で詳しく解説いたします。

第3章　「気のトレーニング」で冷えをとる秘密

□冷え性は、「気血」の流れの衰えを示している

導引の医学では、すでに述べた「冷えは万病の元」ということわざを、「気」で説明することができます。

冷え性は、「気血《きけつ》」の流れが衰えていることを示しているからです。

私たちが導引術を行って、十分な呼吸をすると、それによって、肺で古い血に含まれた老廃物や炭酸ガスがからだの外に排泄《はいせつ》されます。そして同時に、新鮮な「気」が血液に取り入れられます。

この新鮮な「気」と一体になって、生きているからだ（身体）の中を循環している状態の血液のことを、導引の医学では「気血」と呼んでいるのです。

冷えや過労などのために、からだの調子が崩れてしまうと、内臓や関節などに血が停滞してしまいます。こうして、前述した「邪気」を含んだ古い血が停滞してしまったところには、新しい血が送られなくなります。

すると、そこに病気や、からだの老化現象などが起きてくるのです。

つまり、「気血」の流れが衰えることによって、邪気がたまり、からだが不調となり、病気になるのです。

＊

ただ、冷えているからだを温めただけでは、温めるのをやめると、すぐにまた、からだが冷たくなってしまいます。

たとえば、ふつうの風呂では、夜寝る前に入っても、夜半過《やはんす》ぎにはからだが冷えて目が覚めてしまう、というような女性が多いのです。

こういう人は、夏以外は、湯たんぽや電気毛布なしには眠れないということになります。

このように冷え性は、ただからだを温めるだけでは治りません。

「気血」の流れを活発にしなければ、温めているあいだだけは、からだが温かくなりますが、温めるのをやめれば、元の木阿弥《もくあみ》になってしまうのです。

□冷えがあったのに、それがわからない「からだ」だった

冷えを感じないからだだった、女性のNさんは、「気のトレーニング」の効果をこう述べています。

＊

「『気のトレーニング』のことを知ったのは七年前のことです。

その頃、肩こりがひどくて、何かやろうかなと思って、道家〈道〉学院に入学しました。導引術の『足の指の行法』を習ったときは晩秋だったのですが、Tシャツで受講していました。

教えていただいたスタッフの方に『寒くないですか』と何度も聞かれて、寒くないです、といっていたぐらい、冷えを感じないからだだったんです。

当時は結構、冷えがあったはずですけれど、それがわからないからだだったので、導引術をはじめとする『気のトレーニング』のおかげで、今ではからだがすっかり変わったな

と思います。

婦人科系にとくに不安はなかったのですが、導引術のいろんな行法を教えていただいて、不調がまったくなくなっているのに気づき、すごいなと思いました。

おかげさまで、七年の間にもう数えきれないくらい小さな気づきがあって、少しずつ治ってきたんだな、というのを実感しています。

そして、『気のトレーニング』を知らなかったら、本当に大変なことになっていたんだろうな、と思います。

このあいだの健康診断でも、おかげさまで結果がとくに異常がない、ということで、本当にありがたいなと感謝しています」

□男の子の冷えは要注意

小学三年生の男の子が物事に集中できないので心配しています、とその子を連れて、相談にやってきたのは、お母さんのMさんです。

Mさんは、

「この子は何をやっても、なかなか集中できないので、心配なんです。以前、授業参観があったときも、きょろきょろして、私の方を向いてピースマークをしたり、隣の友達にちょっかいを出したりして、とにかく授業に集中できないのです。こんなことで大丈夫でしょうか？」

といいます。

私はその子を見て、

「とても素直でよい子どもさんだけれど、からだが弱いわね。しょっちゅうお手洗いに行くことなどありませんか？」

とMさんにたずねたところ、

「はい、あります。男の子なのに、しょっちゅうトイレ、トイレって。外に出かけても、とてもトイレが近いんじゃないかしら」

という返事でした。

このお子さんは、顔色もよくなく、そして、からだが冷えていました。

□「気の流れ」に問題があった

そこで私は、

「男の子の冷えは、今からしっかりとってあげないと、女の子の冷えより重症ですよ」

とMさんに告げたのです。

女の子は、からだのしくみからして、男の子より、冷えやすいようにできています。穴がひとつ多いのですから、そこから、フーッと冷えが入りやすいのです。ですから膀胱炎《ぼうこうえん》などは、女の子のほうが多いのです。

それが男の子でお手洗いが近いのだったら、お母さんといっしょに、按腹の行法（七八ページ参照）などの、「気のトレーニング」をする必要があるのです。

じつはこのように、子どもに落ち着きがないというときは、「気の流れ」に問題があるという場合が少なくないのです。

□「気のトレーニング」の導引術で、肩こりを起こさなくする

肩こりに悩んでいる人がたくさんいます。

日本人のあまりにも多くの人が悩んでいて、「肩こりは日本の国民病だ」といわれるほどです。

この肩こりについても、冷え性と同じようなことがいえます。

肩こりは、現代医学では病気扱いしませんが、導引の医学では、立派な病気なのです。

肩の気血の流れが衰えて「邪気」がたまると、それが〝こり〟となって現れるのです。

慢性の肩こりは、一時しのぎの療法はあっても、完治《かんち》することはできません。お風呂に入ったり、マッサージや指圧を受けたり、湿布《しっぷ》薬を貼ったりすれば、しばらくのあいだは〝こり〟がなくなりますが、すぐに再発してしまいます。

これは、衰えた肩の気血の流れを活発にすることができないため、お風呂で温めたり、マッサージや指圧、湿布などで、たまった「邪気」（こり）を患部から一時的に押し流したりしても、すぐにまた、邪気がたまってしまうからです。

ところが、「気のトレーニング」の導引術を行えば、肩にたまった邪気を押し流すだけでなく、肩の「気血」の流れを活発にするので、再び肩こりを起こさなくなるのです。

□冷え性の仕組み

この病気や老化現象について、説明しましょう。

人間の血液は全身をくまなくめぐっています、そのあいだに大切なことを行っています。

それは、老廃物（毒素）を腎臓《じんぞう》に運ぶということです。そして、冷えようとする血を肝臓で温めるということを行っています。

こうして、血をきれいにするとともに、体温を一定に保っているわけです。

ところが、こうした血の流れがどこかで停滞すると、毒素（邪気）がたまってしまいます。そして、温度を一定に保つこともできなくなってしまうのです。

手や足というのは、からだの中央から見て、もっとも端《はし》にあります。また、血管そのものも細いために、血がいちばんとどこおりやすい部位なのです。

したがって、ここで血が停滞すると、まず手足が冷え、さらに体内で蓄積された毒素の影響で、病気も出てくるというわけなのです。

冷え性の仕組みがおわかりいただけたでしょうか。

ですから、冷え性を改善するためには、手足の血行をよくする必要があるのです。

□「疲労物質」の正体とは

手軽に手足の血行をよくしてくれる、とたいへん人気のあるものが、「酒風呂《さけぶろ》」です。（次章で詳しく解説します）

健康を維持するための最大のポイントは、一日の流れを翌日に持ち越さないことですが、その意味で、酒風呂は一日の流れを完全にとり去ってくれますから、たいへん理想的といえるでしょう。

ですから、冷え性の人には、冬のあいだは毎日でも酒風呂に入ることをお勧めします。

人間がからだを動かすと、「疲労物質」というものが生まれます。これが体内に蓄積したまま、排出されていかないと、疲労になり、健康や美容に大きな影を落とすのです。

この疲労物質の化学的な構造がわかったのは、近年のことです。

ところが、導引の医学では、すでにその存在は昔から知られていました。そしてそれが、たびたび解説してきた「邪気」と呼ばれるものだったのです。

導引の医学は、人間のからだの働きを活用して、その「邪気」をからだの外に排出できないかと、その方法を研究してきたのです。

□「気の流れ」を活発にすれば邪気が消える

ところで、酒風呂が疲労をとり去ることができるのは、酒の「気」の働きによって「気血」の流れを活発にし、「邪気」を無理なく体外に排出するからです。

さらに、酒風呂が疲労回復に効果的なのには、もうひとつ理由があります。

それは、酒を入れた湯がやさしい肌触《はだざわ》りだからです。

肌を刺激するようだと、お風呂に入ったあと、疲れてしまう場合があります。いわゆる湯疲れです。疲れをとろうと思って入ったのに、逆に疲れてしまうようでは、本末転倒で意味がありません。

その点、酒風呂は肌に刺激を与えない、やわらかなお湯なので、快適にからだの緊張を解き、疲れを癒す効果が大きいわけです。

忙しい毎日を送っている人こそ、ぜひ利用するといいでしょう。

このように疲労を完全にとり去ることができるので、寝る前に入れば間違いなく熟睡が得られます。そして、酒風呂に入った翌朝は、元気いっぱいの状態でスッキリ目覚めることができますから、試してください。

また、毎年夏バテに悩んでいる人も、この酒風呂を続ければ、夏バテ防止になります。

第4章 「気」と「酒風呂」の超健康法

□入浴が「気の流れ」を活発にしてくれる

最近は、シャワーだけですませる若者もいるようですが、それでも大部分の人が毎日のようにお風呂に入っています。

日本人の多くはお風呂好きです。

いまや日本人のお風呂好きは海外まで知れ渡っていますし、ほかの国の人たちに比べて清潔好きだといわれています。

＊

お風呂に頻繁《ひんぱん》に入ることは、衛生の点からいえば望ましいことです。

しかし、日本人がお風呂に入るのは、きれい好きなためだけではありません。それ以上に、お風呂でからだを温めることによって得られる、気持ちのよさを楽しむ人が多いのではないでしょうか。

「今日も一日がんばった。ああ……疲れた」と、からだをお湯に沈めたときの、あの感じです。

じつは、この気持ちのよさが、私たちの健康に大きな意味を持っています。

さらにいえば、日本人が世界の長寿国の仲間入りをしたのと、お風呂好きとは密接な関係があるのです。

お風呂に入って、「ああ、気持ちがいい」と感じるのは、「気の流れ」が活発になるからです。

「気の流れ」が活発になると、人間はからだも心もすっきりして、「生き返ったようだ」という表現がまさにピッタリの状態になります。

日頃から悩まされている肩こりも、お風呂に入ったあとは、やわらいで楽になるといった経験をした人も少なくないでしょう。

□「気の流れ」を活発にすれば、病気も治せる

そのように「気の流れ」が活発にならずに、「気の流れ」がとどこおってしまうと、からだの不調や病気の原因になります。

そして、それが積み重なると、老化の原因になります。

「気の流れ」を活発にすれば、病気を治療できますし、予防することもできます。からだの老化や肥満を防いで、いつまでも若々しく、美しく活力に溢れたからだを保つことができるのです。

このように、私たちのからだに大きく関わっている「気の流れ」を活発にするには、お風呂を利用するとよいのです。

□早島天來先生の、導引調査の旅

酒風呂という、簡単でありながら、とても素晴らしい効果のある方法を発見したのが、前述した早島天來先生です。

天來先生は、台湾に導引がどの程度伝えられて残っているか、その調査に出かけたことがありました。

導引は中国で生まれたものですから、きっと多くの技が伝えられているにちがいないと思ったのです。

ところが、行ってみると、台湾では古い書物によって導引を知っている人は少しはいたものの、その実技となると、ごくわずかしか伝わっていませんでした。

そして、そのときの旅行で、はからずも、天來先生が導引をアレンジし体系化した「導引術」の優れた効果を、本場の人たちに認めてもらうこととなったのです。

□台湾の人たちの健康管理

天來先生は、当時、東京大学の教授（道教学）だった窪徳忠《くぼのりただ》先生（一九一三〜二〇一〇）の紹介で、パリ大学（ソルボンヌ分校）の名誉教授である、陳栄盛《ちんえいせい》氏を台南市に訪ねました。

このとき天來先生は、陳氏からＳ氏を紹介されました。Ｓ氏は、台南市の銀行の理事主席で、台湾が日本領だった時代に、台湾の名士一一人に選ばれた名門の人物です。

当時、満八八歳という高齢でしたが、現役として第一線で活躍していました。

台湾の人たちは、健康管理に関して日本人よりもはるかに熱心です。

早朝の公園に行けばわかりますが、グループごとにさまざまな健康法をやっている姿が見られます。

太極拳から、ジャズダンス、フォークダンス、舞踏、ジョギングといったぐあいに、少しでもからだを動かそうと、みんな懸命です。

S氏もその中のひとりで、さまざまな健康法を試みたそうです。

さて、地位とお金と健康に恵まれたこのS氏にも、ひとつの大きな悩みがありました。奥さんの病気です。S氏の奥さんは、中気《ちゅうき》で寝たきりの状態で、いろいろと医者に見せましたが、いっこうに病気はよくならなかったのです。

□導引術の驚くべき効果

陳氏から「日本から、どんな難病でも治せる偉い先生が来ているから、会ってみてはどうか」と勧められたS氏は、「なんでも治せる」という言葉の魅力に惹《ひ》かれて、ただちに早島天來先生に会いに来たのでした。

さっそく、天來先生はS氏の家を訪れ、「足の指の行法」（二六ページ参照）をはじめとする導引術を指導しました。

このときは毎日わずか一時間弱の指導でしたが、第一日目の夜、S氏の奥さんは、いつも隣にあるトイレに行くのが間に合わずに失禁《しっきん》していたのが、ちゃんとトイレで用が足せるようになったのです。

そして、二日目、三日目と、奥さんのからだは日ごとに回復を見せました。

こうして五日間の指導で、ひとりで歩けるようになったのでした。

＊

この評判は、すぐに台南中に知れ渡り、天來先生のところに大勢の病人たちが押しかけてきたのです。

そこで天來先生は、導引術の集団指導を行うことにしました。

肩こり、リューマチ、ぜんそく、糖尿病、腎臓病、肝臓病、心臓病、中気など、さまざまな病人たちを集めて、いっせいに導引術を行わせたのです。

S氏の奥さんは、天來先生が帰国したあとで、外出もできるようになりました。

奥さんが元気に歩いている姿を見て、近所の人も驚きの表情を浮かべていたということです。

その後S氏は、会う人ごとに「こうして夫婦で元気に旅行もでき、私が仕事にも精いっぱい力を発揮できるのは、導引術のおかげ以外に何もありません」と語ったそうです。

□酒風呂の健康と美容の効能

じつは、このときに早島天來先生が教えた導引術の決め手が、酒風呂だったのです。

酒風呂は、病気の治療に効果があるばかりではありません。

健康な人が入れば、よりいっそう気力が充実し、病気も予防できます。女性には、驚くべき美容上の効果があります。

健康上の効果も、美容上の効果も、酒風呂に入ったその日から、はっきりと自覚することができるのです。

酒風呂の入り方については、あとで詳しく紹介しますが、お風呂に日本酒を注ぎ込めばいいのですから、簡単にできるはずです。

□冷え性の大きな原因は、足の冷えにあり

そもそも、冷え性の大きな原因は、足の冷えにあります。

そこで、冷え性の人は、酒風呂に入りながら、すでに紹介した「足の指の行法」（二六ページ参照）をやり、とくに足の「気血」の流れを活発にしてやると、より一層効果的です。

手が冷えて困る人は、すでに紹介した「手の指の行法」（八五ページ参照）をやるとよいのです。

また、足からくる冷えの治療法である「腰湯の行法」によっても、冷え性が治せます。

これは風邪をひいている場合にも行える便利な行法です（この腰湯の行法については、次の項目で解説します）。

□風邪を治す「腰湯の行法」

これまでも述べてきましたように、風邪の原因は、からだの冷えです。からだを冷やしたため、気血の流れに変調が起こり、風邪のウイルスにおかされてしまうわけです。

したがって、導引の医学では、からだの冷えをとり、気血の流れを盛んにして、風邪を治します。

ウイルスを薬で攻撃しようとは考えません。気血の流れが盛んになれば、ウイルスは自然にからだの外へ出ていってしまい、風邪は治るからです。

ところで、風邪をひくと、体温の調節機能の働きが変調をきたします。そのため、お風呂に入ってからだを濡らすと、重ねてからだに冷えを呼び込むことになりかねません。そうなると、風邪をますます悪化させることになります。

そこで、からだをあまり濡らすことなしに、お湯を使ってからだを温める方法が考えられました。それが「**腰湯の行法**」です。

＊

「腰湯の行法」は、下半身の冷えが原因となっている風邪に有効です。

腰湯というと、お風呂に腰までつかっている人が多いようですが、これは腰湯という言葉にまどわされているためです。

腰湯とは、「腰を温《あたた》める湯」という意味であって、「腰までつかる湯」という意味ではありません。

風邪をひいているときに、腰までの湯に入ったりすれば、風邪を悪化させることになりかねません。正しくは、膝から下だけを湯につけるのです。

衣服は脱ぐ必要はありません。衣服は着たまま、足だけ脱いで湯につけるのです。

□腰湯の入り方

腰湯の入り方は、次の通りです。

①　両足を膝下までつけられる容器にぬるめの湯を注ぎ、足を入れる。

② 次に、熱《あつ》い湯を加えて、足を入れていられる限度まで、湯の温度を上げる。湯が冷《さ》めないように、ときどき熱い湯を加えながら約一五分間、つける。

③ 終わったら、乾いたタオルで足をよくぬぐうこと。

＊

腰湯のあとは、すぐにふとんに入って寝ます。

熱のあるときは、しばらくすると汗をたくさんかきます。ひとしきり汗をかいたら、からだをよくぬぐい、パジャマを着替えます。

風邪のひきはじめに腰湯に入れば、一晩で風邪は治るはずです。

また、からだを冷やしすぎたかなと思ったときに腰湯に入れば、風邪の予防になります。

酒風呂に入れない場合は、この腰湯に毎日入れば、冷え性も治すことができます。

□疲れがとれて、美容効果もある酒風呂

導引術の秘伝である入浴法「酒風呂」が、冷えにとても効果があることは、すでにたび

たび述べました。

この酒風呂は、日本道観の始祖・早島天來先生が一九八四年に初めて公開したもので、たいへんに反響がありました。

テレビや新聞にも大々的に取り上げられ、酒造メーカーが酒風呂専用のお酒を開発し、いまでもいろいろな種類の入浴剤が販売されています（一六二ページ参照）。

＊

酒風呂はお酒をお風呂に入れるだけの、とても簡単な健康法で、誰にでもできます。

冷えに効果的なだけでなく、美白《びはく》効果もあり、肌がすべすべになるなど、美容効果も高いのです。

日本酒は飲んで楽しみ、そしてまた、お風呂に入れて健康に美しくなれる素晴らしいものなのです。

酒風呂は、冷え性を改善する効果があるだけではありません。健康な人が入れば、いっそう気力が充実し、日々の疲れをすっきりととり、さらに驚くべき美容上の効果もあります。

しかも健康法としても、美容法としても、酒風呂に入ったその日から、効果がはっきりと自覚できるのがうれしいところです。

酒風呂は、いつものように、ただお風呂に入ればいいのですから、面倒臭《めんどうくさ》がり屋《や》の人にも手軽にできる導引術といえるでしょう。

□酒風呂が理想的な、その理由

ふだん何気《なにげ》なく入っているお風呂が、私たちのからだにどんな影響を与えているか、考えてみましょう。

効果として、まずあげられるのは、次の二つです。

① お湯の温度がからだに伝わり、全身を温める。

② 水圧により、からだを圧迫する（この圧力は、水の深さに比例する）。

この、からだの圧迫については、私たちはとくに自覚していないようですが、全身のツボが刺激を受け、指圧と同じような効果があります。

もうひとつ、次の大切な点があります。

③　浮力が働くために、からだが軽くなり、動かしやすくなる。

浮力は、からだの動きが不自由な人のリハビリテーションに利用されています。

＊

①と②の作用は、導引の医学からいえば「気血」の流れを活発にすることです。ところが残念なことに、お風呂では、その持続力が弱いようです。

もし、ふつうのお風呂でからだの芯《しん》まで温まろうとすれば、お湯の温度を高くしたり、長時間お湯に入っていたりしなければなりません。

しかし、入浴中は脈拍数が増えるので、あまり長く入り続けると、心臓や循環器系に負担をかけるようになります。もちろん高温での入浴もお勧めできません。

その点、酒風呂は、高温にしたり、長時間入ったりする必要がなく、安心して利用することができます。

それでいて、からだの芯まで温め、長時間にわたって「気血」の流れを保てるのですから、まさに理想的なのです。

□酒の「気」が入浴効果をぐんと高める

では、なぜ酒風呂にはこんな素晴らしい効果があるのでしょうか。

温度、水圧、浮力に関しては、ふつうのお風呂も酒風呂もまったく同じ状態です。お酒を入れたからといって、温度が高くなるわけではありません。

ということは、お酒（日本酒）により、なんらかの力が加わったためと考えられます。

じつは、それがお酒の「気」なのです。

もともと水は「気」を持っています。

「生水《なまみず》」という言葉がありますが、これは生きている水、つまり「気」を持っている水という意味です。

けれども、水は沸《わ》かしてお湯にすると、「気」を失ってしまいます。

その意味では、お湯は死んだ水ともいえます。いったんなくなった「気」は、お湯が冷《さ》めても、二度と戻りません。

お風呂にお酒を入れるのは、お湯にすることによって失われた「気」を、お酒の「気」

で補ってあげるという目的があるためです。

酒風呂がからだにいいのは、まずはお湯の温度と水圧や浮力による作用があって、それにお酒の「気」が加わり、からだの芯にまで作用するという二重の効力があるからなのです。

□酒風呂の入り方

次に、酒風呂の入り方を、家庭用のお風呂を基準にして説明していきましょう。

一般に、入浴するお湯の温度は、四一～四二度ぐらいが標準になっているようですが、酒風呂の場合も、いつもと同じ湯量、温度でかまいません。

自分の好みの湯加減になったら、日本酒を〇・九リットル（五合）、湯船《ゆぶね》に入れて、よくかきまぜて入浴します。

このとき使う日本酒は安いもので十分です。ただし、合成酒ではだめです。また、入浴用の酒も市販されていますから、それを利用してもいいでしょう。

あとは、ふだん入浴剤を入れるのと同じように入浴すればいいのです。

からだが温まったら、いつもと同じように湯船の外に出て、からだを洗います。そして、再び湯船につかって温まります。温まったと思ったら、あがります。あがったら、からだをよくふくようにします。

これはふつうの入浴の場合でも同じで、とくに頭、脇の下、陰部の毛の生えている部分は、乾いたタオルでしっかり水分をふきとってください。

お風呂に入ったあと風邪をひきやすいのは、からだ、からだの毛が湿《しめ》ったままになっていて、そこから冷えが体内に入り込むからです。

□酒風呂の、お湯の温度

酒風呂の入り方はいたって簡単ですが、ここでひとつ注意したいことがあります。それはお湯の温度です。

自分の好みの湯加減でいいといっても、あまり高温では、からだによくありません。高温を好むと、循環器系の病気になりやすく、寿命を縮めることになるのです。

酒風呂に限らず、ふつうのお風呂も四二度ぐらいまでが理想的。それに、熱いお湯が好みでも、酒風呂の場合にはからだがよく温まるので、四二度ぐらいで十分にからだを温められるはずです。

＊

お湯の温度については、もうひとつ加えておきましょう。

一般に、日本式のお風呂の入り方は、最初にかけ湯をして湯船《ゆぶね》に入り、いったん出て、からだを洗い、また湯船に入って温まります。人によっては、その後、髪を洗ったりして、もう一度湯船に入ります。こうして最低二度、あるいは三度、湯船に入るわけです。

このとき、同じ温度が保たれていれば問題ありませんが、温度が下がると、体温を奪い、体力を消耗するのです。だんだん温度を上げていくほうが、からだにはいいでしょう。

□はじめて酒風呂に入った人が驚くこと

ところで、日本の家庭では、一度沸《わ》かしたお風呂に家族全員が順番に入るというのがふつうです。

酒風呂の場合も、同じように入ってかまいませんが、お風呂のお湯そのものの洗浄力がとても強いので、湯の汚れが、ふつうのお風呂に比べてひどくなります。

続けて二人、三人と入っている場合は、あまり汚れが目立たないものの、毛穴の奥の汚れが溶け出しているので、入り終わって数時間すると、お湯が黒ずんだ乳白色になります。

はじめて酒風呂に入った人はみんな、その汚れのひどさに驚くようです。

汚れがひどい場合は、一日でお湯を捨てましょう。

何日か酒風呂に入れば、汚れが少なくなります。そうなったら、次の日もう一度沸かして、日本酒を〇・五リットル加えれば、また使えます。ただし、これも二日間が限度です。

第5章　精気がみなぎるようになる「導引術」

□肥満の人は、酒風呂で「邪気」を追い出すとよい

太っている人は、ぜい肉がついています。

ぜい肉がつくのは、余分な栄養分がからだに蓄積するからです。

それなら、太らないために余分な栄養分をとらなければいいということになりますが、これは正しくありません。

というのも、肥満体質の人は、人と同じ量を食べていても、どんどん太ってしまうからです。

じつは、肥満のいちばんの原因は、「邪気」と、「瘀血《おけつ》」（古くなった血）および「水毒《すいどく》」（余分な水分による毒）が体内にとどまっていることです。

そのため、やせないというより、本来の姿に戻らないのです。

ところが、酒風呂に入ると、酒の「気」が毛穴を開き、「邪気」を追い出します。

「邪気」がなくなれば、「血」は濁らず、きれいになり、「気」と一緒に体内を循環するようになります。

その結果、内臓の働きが活発になって、水毒がからだの外に排出されるのです。

たとえ食べすぎたとしても、余分なものをからだの外に排出できれば、太りません。

からだに余分なものを完全に排出できるようにするには、酒風呂に入ることによって、胃腸の働きを活発にすればいいのです。

□著名人も絶賛する酒風呂

酒風呂の効き目にびっくりして、夢中《むちゅう》になった人がいます。

その名は秘しますが、かつて有名だった女優Kさんです。

Kさんはたいへんな温泉好きで、忙しいスケジュールの合間に、なんとか休暇をとって、ヨーロッパ旅行に出かけたり、日本各地の温泉めぐりをしたりしていました。

温泉好きなだけに、Kさんは温泉の効き目について非常に詳しく知っていました。その
Kさんが、一度、酒風呂に入ったら、すっかり夢中になってしまったのです。

Kさんは、酒風呂がとくに美容に素晴らしい効果を発揮することを認めています。

＊

Kさんが述べている、酒風呂の美容上の効能は、皮膚《ひふ》をなめらかにし、ハリのある状態にしてくれますから、お化粧ののりがとてもよくなるということです。

女優という仕事は、ふつうの人の何倍も化粧品を使うので、素肌の手入れにはとても気を使っているわけです。ところが、酒風呂に入ると、皮膚の奥深いところから汚れが洗い落とされますし、しかも、肌がつややかになるのです。

どんなに高級な石鹸《せっけん》を使っていても、皮膚の表面の汚れしか落とせないものです。もしも石鹸で洗いすぎれば、皮膚がカサカサになってしまいます。

ところが、酒風呂ならば、入るだけで毛穴の奥底の汚れまで洗い流し、つややかな肌にするという、奇跡的な効果を表すのです。

また酒風呂は、よく温まるので湯冷《ゆざ》めをしません。

その日の疲れを完全にとり去ってくれますから、寝る前に入れば快眠ができるのです。

□素肌を美しくする酒風呂

酒風呂に入ると、風呂の湯の中に、皮膚の表面ばかりでなく、毛穴の汚れまでが溶《と》け出《だ》してきます。そこで酒風呂に入ったときは、手ぬぐいで湯船の湯で顔を湿らすようにして、顔の汚れも芯からとり去るようにするとよいのです。

毛穴の奥から汚れが湯の中に溶け出してくるということは、入ると、誰でも実感できることです。

ちょっと見には、全然汚れていないように見える肌であっても、知らず識らずのうちに、空気中に漂う自動車の排気ガスのススや、いろいろな有毒成分を、皮膚呼吸を通して肌の中に吸い込んでいるものなのです。

ところが、酒風呂に入ると、こうした汚れが毛穴の奥から排出されて、お風呂に溶け込みます。ですから、前の章で述べたように、お湯が黒ずんだ乳白色になるのです。

もちろん、皮膚に沈着している、そのほかの老廃物も、皮膚から排出されて、お湯の中に溶け出します。

皮膚の奥底から汚れがとり去られる効果は、ふつうのお風呂ではそれほど期待できません。石鹼で洗っても、このような汚れは落ちません。

□精気のみなぎる肌にしてくれる酒風呂

ここで、毛穴の汚れについて、説明しましょう。

よく、美容院や理髪店などでゴムの吸盤を用いて、顔の毛穴から汚れを吸い出す方法が行われています。やったことのある人はわかると思いますが、顔に塗ったクリームが黒ずむほど、毛穴の中は汚れています。

しかし、このように吸盤を用いて肌の汚れを吸い出すと、皮膚の精気まで吸い出してしまうのです。

これでは、肌の衰えを早める危険があるのです。

美容院などでは、吸い出した後、栄養クリームをたっぷりとすり込むので、一時的には肌はきれいになりますが、こういう処置では、つややかな肌は長続きしません。

酒風呂ならば、毛穴から汚れを排出しても、精気までは吸い取りませんから、心配はありません。反対に、全身の気血の流れを活発にするので、美しくて精気のみなぎる「気」にしてくれるのです。

□胃腸の働きをよくする「按腹の行法」

導引術には、胃腸の働きをよくするために、次章で解説する、「按腹《あんぷく》の行法」（図は七八ページ参照）があります。肥満に悩む人は、ぜひやってみてください。

肥満の悩みは、基本的には、この按腹の行法で解決できるはずです。けれども、肥満の状態は人それぞれで、部分的についたぜい肉がなかなかとれずに悩んでいる人も多いようです。そんな人のために、この章では、からだの各部分のぜい肉をとる方法も、紹介しておきます。

＊

ぜい肉をとるためにいちばん大切なのは、からだの「気血」の流れを活発にし、排出を十分にすることです。

私がこれから紹介する減量法は、すべてこれに基づくものです。

□すっきり無理なくやせるには

「サウナに入ると汗をかくから、その発汗《はっかん》作用を利用すれば減量できる」という人がいます。

たしかにボクシングの選手はサウナで汗をかき、体重を規定の量まで減らして試合に出たりしていますが、これは心臓に負担をかけるので、お勧めできることではありません。

余分な脂肪がついてしまった人の場合には、発汗作用によって体重を減らすことは、なかなか難しいものです。

またランニングをしたり、筋力トレーニングをしたりして、減量しようとする人もいます。しかし、それは苦痛をともないますし、運動をやめると、すぐ元に戻ってしまいます。

仮にスマートになったとしても、それまでの疲労がからだに蓄積しているので、思いがけない病気になったりします。

もし、その人の内臓が老化していれば、心筋梗塞《しんきんこうそく》などを起こし、急死するという最悪のケースもあるのです。

導引術は、内臓が老化している場合でも、気血の流れを活発にすることで、内臓を若返らせることができます。ですから、からだに負担をかけることなく、自然に美しくやせられます。

そのうえ、からだの各部分の気血の流れを活発にする行法があるので、自分のやせたいと思うところのぜい肉をとることができるのです。

□お腹のぜい肉をとる行法

ぜい肉は、お腹からつきはじめます。お腹の皮膚がたるんでいない人は、ほとんどがからだも健康で、全身がスマートです。

お腹のぜい肉をとることは、美容の基本といえるでしょう。

お腹のぜい肉をとるには、酒風呂の中で、おへそを中心に、両手でお腹の肉をつまみながら、お腹全体をまんべんなく揉《も》みます。

おへその周辺からはじめて、時計回りで渦を描くようにして、全体をつまみ揉みします。

ただし、お腹の手術をした人は、この行法をやらないでください。

かわりに、両手を重ねて、手のひらで、おへそを時計回りに三〇回から九〇回なでるようにします。

□背中のぜい肉をとる行法

背中のぜい肉が気になる人は、酒風呂を利用して、この行法をやってください。

湯船につかりながら、はじめに左の脇の下から左乳につながる部分の肉を、右の手のひらで三〇回以上、つまみ揉みします。

同様に、右の脇の下の同じ箇所の肉を、左の手のひらでつまみ揉みします。

このとき、背中に腕をまわす必要はありません。背中のぜい肉の脂肪分が自然と前に流れてきて、排出されるからです。

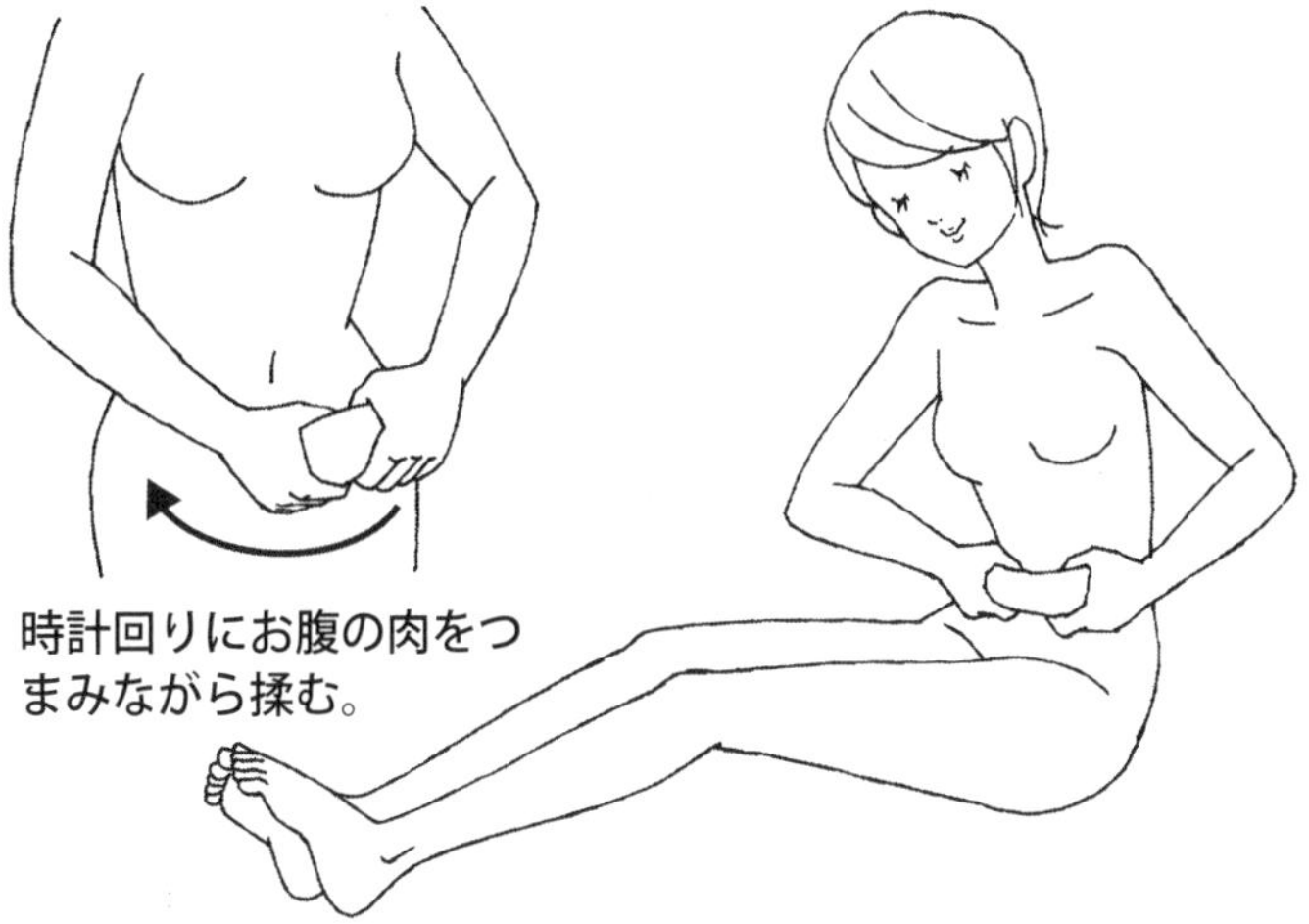

お腹のぜい肉をとる行法（上）　背中のぜい肉をとる行法（下）

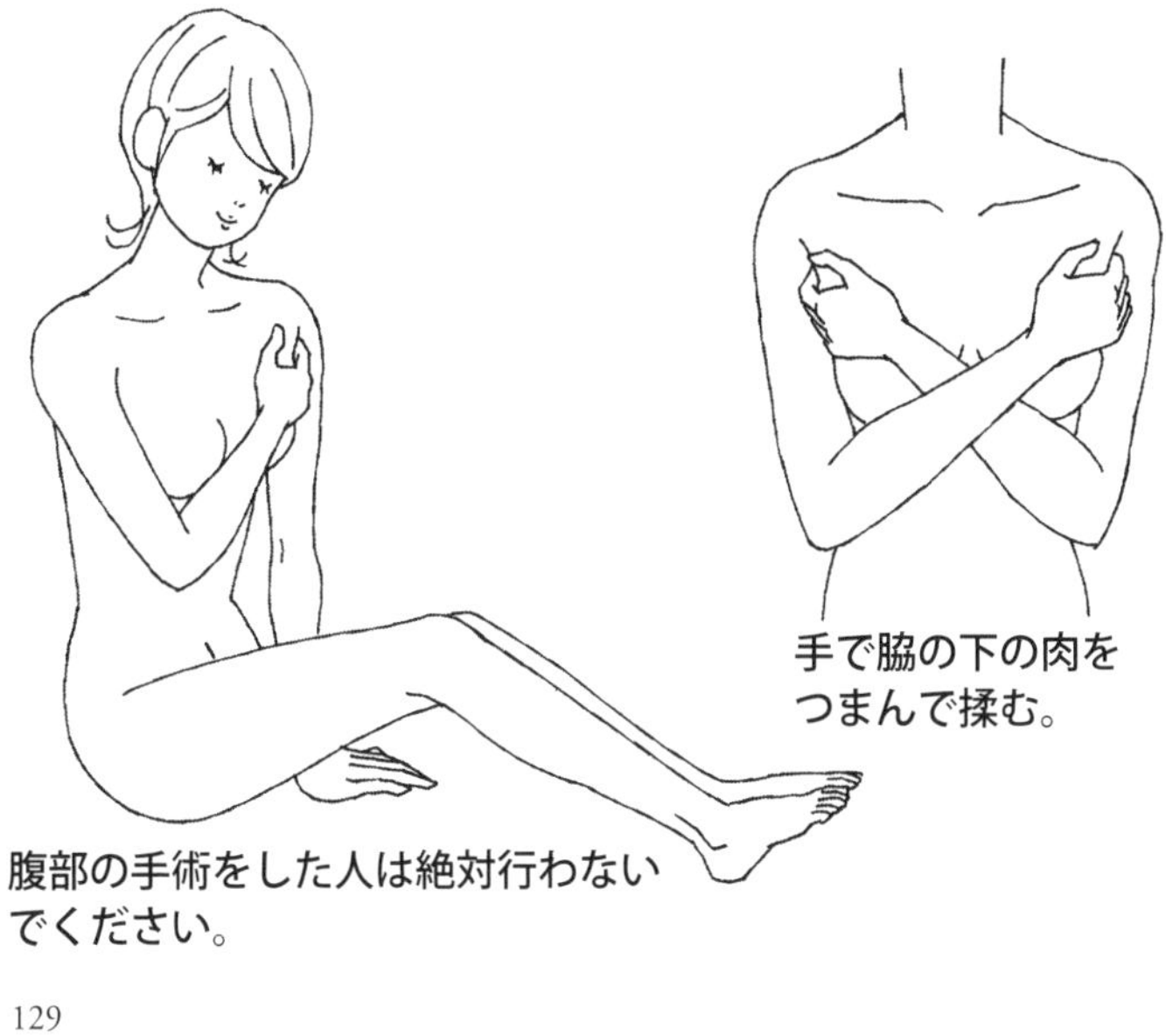

□肩と腕のぜい肉をスッキリ

夏が近づいてくると、「おしゃれをしたいのに、肩や腕のぜい肉が気になって、ノースリーブが着られない」と嘆く女性の声をよく聞きます。

そこで、これらの部分をスッキリさせるのに、ピッタリの方法がありますので、紹介しましょう。

それは、導引術では「**外小葉《そとこば》の行法**」「**内小葉《うちこば》の行法**」と呼ばれるものです（一三三ページ参照）。

図解でおわかりのように、日常の動作ではほとんど使わない筋肉を伸ばし、肩と腕の部分の気血の流れを活発にします。

肩と腕の新陳代謝が盛んになるので、気になるぜい肉もすぐにとれるはずです。

酒風呂を利用してやれば、早ければ二～三日、遅くとも一週間から十日ぐらいで効果が表れてくるでしょう。

外小葉・内小葉の行法をやるときのポイントは、手や指に力を入れないで、肩の力を抜くことです。力を入れてやると、あまり効果がありません。

この行法は、ふつうは「肩こりを治す行法」として紹介されているものです。肩にたまった邪気を押し流し、気血の流れを活発にして、肩こりを起こさなくすることができます。手ごわい慢性の肩こりにも、たいへん効果的です。

□外小葉の行法

湯船の中で、下半身を安定させて座ります。できれば両足を伸ばして座るようにします。深い風呂で座りにくければ、中腰の姿勢でもいいでしょう。

①　右の手のひらを顔に向けて開き、左手の親指を右手の小指の付け根にあて、左の手のひらで右手の甲を包み込みます。
②　そのまま右肘《みぎひじ》を曲げて、脇の下にもってきます。
③　口から静かに息を吐きながら、上体を倒し、同時に腕を前方に伸ばします。
④　息を十分に吐き終わったら、口を閉じ、鼻から息を吸いながら肘を曲げ、②の姿勢に戻します。

②〜④の動作を三回繰り返したら、今度は右手と左手を入れ替えて、同じ動作を三回繰り返します。

□内小葉の行法

外小葉の行法が終わったら、続けて湯船の中でやってください。

① 右手の甲を顔に向け、左手の親指を右手の小指丘にかけて、左の手のひらで右手の甲を包み込みます。
② そのまま右肘を曲げて、脇の下にもってきます。
③ 口から静かに息を吐きながら、上体を倒し、同時に腕を前方に伸ばします。
④ 息を十分に吐き終わったら、口を閉じ、鼻から息を吸いながら肘を曲げ、②の姿勢に戻します。

②〜④の動作を三回繰り返したら、今度は右手と左手を入れ替えて、同じ動作を三回繰り返します。

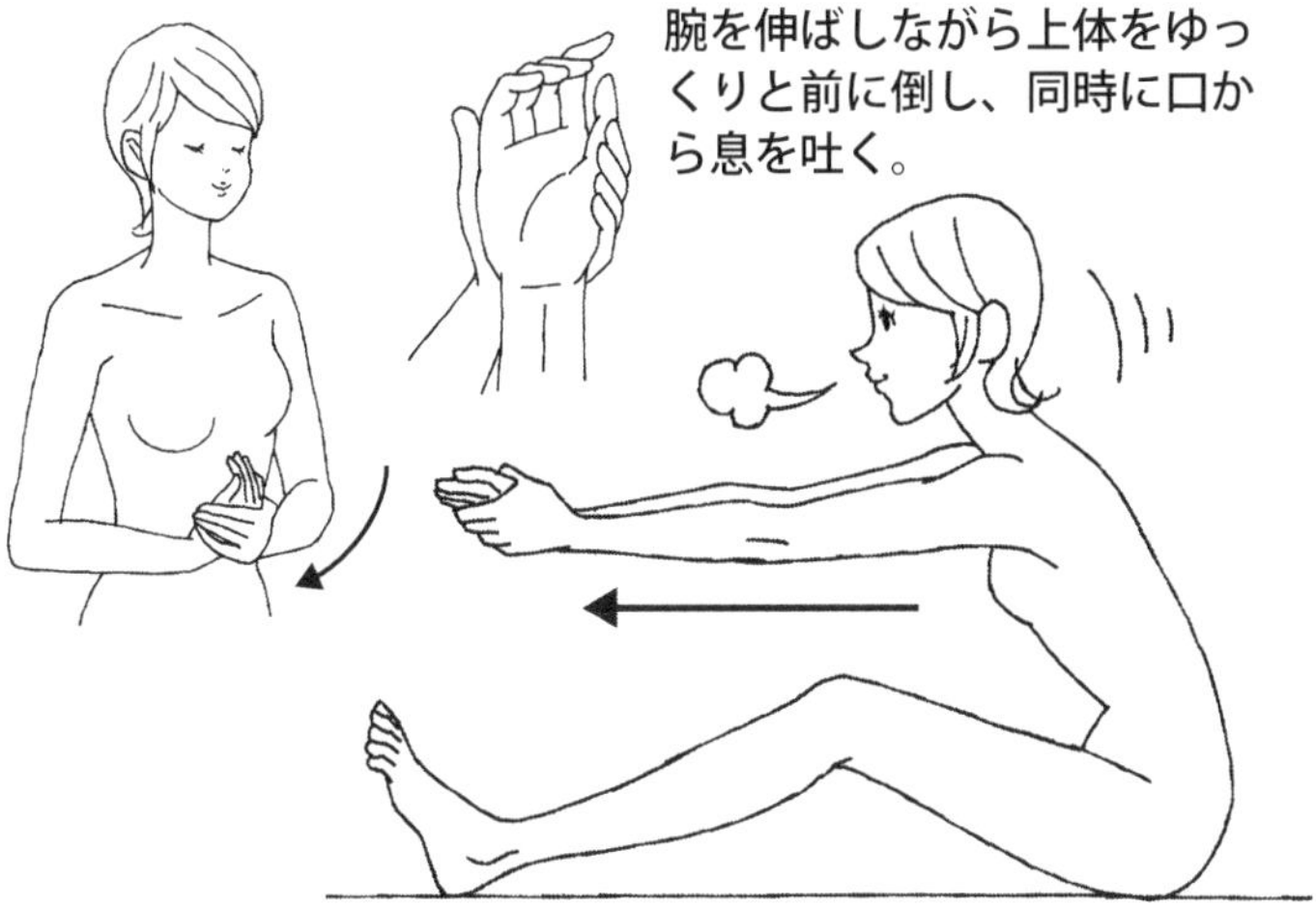

外小葉の行法（上）　内小葉の行法（下）

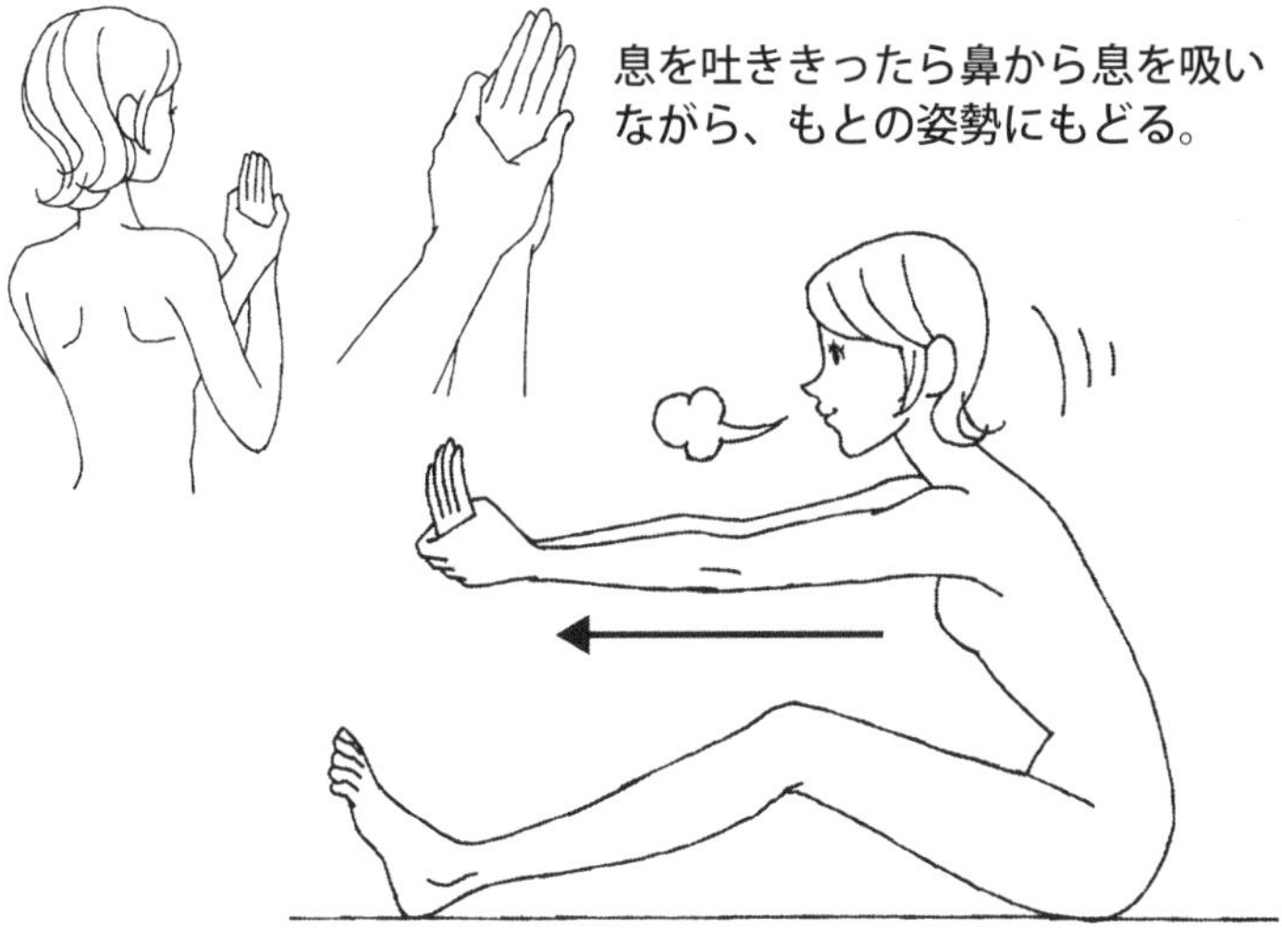

□美しく若々しい肌をつくる効果

酒風呂には、入るだけで肌をつややかで色白《いろじろ》にする効果があります。入ったその日から、肌の状態が見違えるようになりますから、つづけて入りたくなるでしょう。

毎日入れば、早い人で一週間、遅い人でも一ヵ月もすれば、まわりの人たちから、「見違えるように色が白くなった」とか、「肌が美しくなった」といわれます。

また、中高年の人なら、「若返った」といわれるはずです。

この酒風呂の美肌効果に加えて、導引術の行法をやれば、「素肌美人」も夢ではありません。

しかし、その前に、まずは自分の日常生活をチェックしてみてください。

そのチェックリストは、次の通りです。

・朝晩きちんと石鹸で洗顔しているか。
・胃腸の調子はどうか。
・夜ふかしはしていないか。

・睡眠不足ではないか。
・食事は偏らず、きちんと食べているか。

こういった美肌づくりの基礎となる生活習慣が身についていなければ、どんなに素晴らしい特効薬も効きません。

□「気のトレーニング」で、冷えを克服

この章の最後に、道家〈道〉学院で「気のトレーニング」を続け、冷えを克服した人たちから寄せられた体験談を紹介いたします。

＊

Yさんは、次のように述べています。

「導引術、動功術のおかげで、冷え性がなくなりました。風邪などの病気もなくなりました。」

また、Mさんはいいます。

「導引術がとても気持ちよくできるようになってきて、悩みなどもどうでもいいこととして気にならなくなりました。ありがとうございました。

呼吸が大事だなあと、最近感じています。動功術でスッキリして、風邪などの病気は、無縁になりました。冷え性もなくなりました。」

Nさんはこう述べています。

「夏の方がかえって冷えやすいので、タオイズムについて学んだことを守って、気をつけて過ごします。不調を忘れる陽気でもって、絶好調でいきたいと思います。

（会社での）毎年、夏の保養所の宿泊が当選するので、ありがたいと思います。周りからも運がいいですねといわれています」

Uさんはいいます。

「おかげさまで、昨年より、からだが冷えなくなってきました。そして、体温（平熱）が少し上がりました」

次はSさんの体験談です。

「ママのお友達にも、道家〈道〉学院の導引術の体験レッスンを紹介すると、育児で日頃疲れているし、ストレスもたまっているから、元気になるならやってみたいとのことで、二人で習うことになりました。

主任の説明がわかりやすくて、二人とも『すごく納得《なっとく》できた』と満足している様子でした。

帰りには二人とも足が軽いと喜んでいて、とくに冷え性がひどい人は帰宅後もずっと足が温かかったよ！　と感激していました」

＊

このように、道家〈道〉学院の、「気のトレーニング」は、冷えの悩みを根本から解消する、究極の修行の体系なのです。

第6章　慢性病を治す秘訣

□便秘や宿便は最大の敵

昔から「万病は腹中《ふくちゅう》にあり」（あらゆる病気の原因は腹部にある）といわれてきました。

これを逆にいえば、お腹をよい状態に保てば健康になるというわけです。

導引術の「按腹《あんぷく》の行法」（七八ページ参照）は、湯船の中でお腹を揉《も》むことによって、病気を治すもので、これまで多くの人が、その驚くべき効果を報告しています。

では、なぜお腹を揉むだけで、病気が治るのでしょうか。

多くの病気は、便秘《べんぴ》や宿便《しゅくべん》のために起こります。

宿便というのは、長いあいだに腸壁にこびりついた便です。便秘でない人でも、たいてい宿便をためていますし、毎日下痢気味《げりぎみ》の人でもあるのです。

この宿便が、多くの病気やからだの不調を引き起こしています。

按腹をすると、腸の働きが活発になり、とどこおっていた「気」が盛んになって、病気の原因である便秘、宿便が解消するのです。

ニキビ、吹き出物、肩こりからリューマチにいたるまで、宿便をとったら病気が治ったという例が本当に多いのです。

ただし、この按腹の行法は、腹部の手術をされた方は行わず、道家〈道〉学院にお問い合わせください。

□按腹をして、排便を進める

便はからだにとっては有毒です。便秘になったり、宿便がたまったりすると、毒素がからだに逆流し、からだの不調や病気の原因になってしまいます。

また、便がたまると、ますます胃腸の働きが弱くなるという悪循環も生まれます。

便がたまったら、とにかく早く、からだの外に出すようにしましょう。

健康な胃腸を持つ人は本来、食事の回数だけ排便するものです。ところが多くの人は、「一日一回あるから大丈夫」と考えています。

これは、すでに腸の働きが鈍くなっている証拠です。一日一回では、便秘気味で、宿便もたまっていると考えていいでしょう。

按腹をすれば、この便を腸壁からはがし、排便を進めることができます。

最初は下痢をしたり、腹部に痛みを感じたりする場合もありますが、心配はありません。すぐに大量の便が出て、スッキリした気分になれます。

人間の回復力は素晴らしいもので、相当ダメージのある胃腸でも、便秘や宿便を解消すると、短期間で活力を取り戻します。

□按腹で胃腸を若くする

宿便をとるために、断食《だんじき》療法を行っている人たちもいるようです。ただし、これは長い期間を必要とし、危険を伴います。

按腹の行法は、誰にも簡単にできて、しかも危険はまったくありません。

これをやると、胃腸の活力を取り戻せます。ちょっと胃がもたれた程度の軽い不調から、胃炎《いえん》、胃下垂《いかすい》、胃潰瘍《いかいよう》などにも効果があります。

また、内臓下垂の治療にも効きます。

内臓下垂の人はこの行法を続けていると、はじめは吐きたくなります。

実際に吐くかもしれませんが、心配する必要はありません。これは、下垂していた胃や内臓が正しい位置に戻ろうとしているからです。
三日から一週間もすれば、吐き気も治まります。

□内臓下垂を治し、排出機能を活発にする

人間のからだは、脊椎《せきつい》という柱で支えられています。内臓はその柱にぶら下がっているだけなので、二本足で歩く人間の場合、どうしても垂れ下がっていきます。そうなると、小腸、大腸が圧迫されて、胃も下垂気味になります。

内臓が下垂すると、便秘の原因にもなります。

中年過ぎになると、多くの人が内臓下垂気味になるものです。

この年齢の肥満は、内臓下垂によって腸の排出機能が衰え、余分な栄養を体内にため込むためです。

内臓下垂を治し、排出機能を活発にすれば、お腹の脂肪もとれてしまいます。

ですから中年過ぎの人は、からだに異常を感じたら、この按腹の行法と、次に紹介する**「肝臓と胃の行法」**および**「腎臓の行法」**をやるといいでしょう。

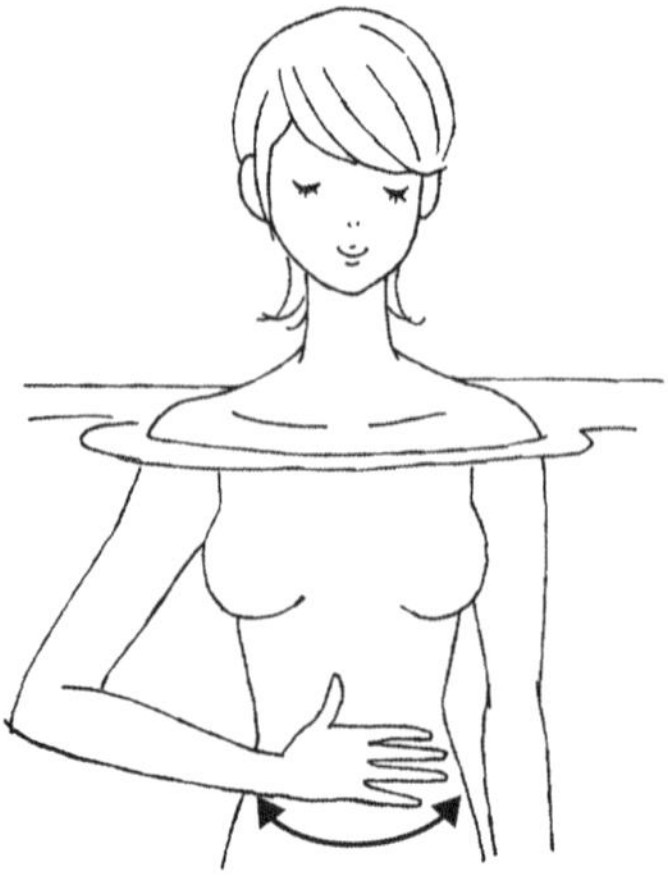

手のひらで肋骨の左下右下にそって左右になでる。
左腹部から先に行う。

肝臓と胃の行法（上）　腎臓の行法（下）

背中の腎臓のあたりを
つまみ揉みする。

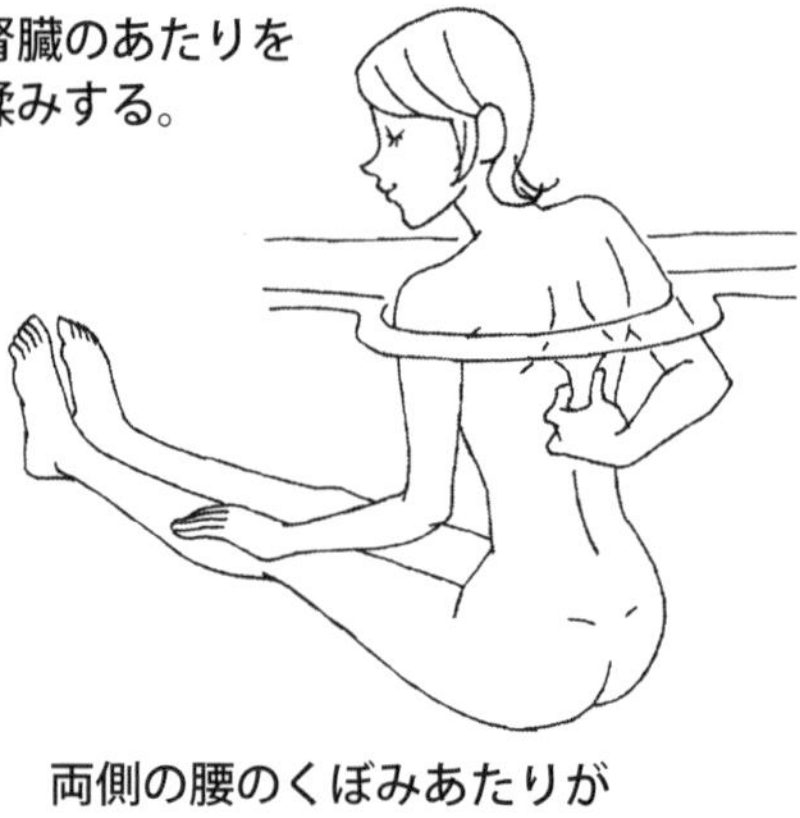

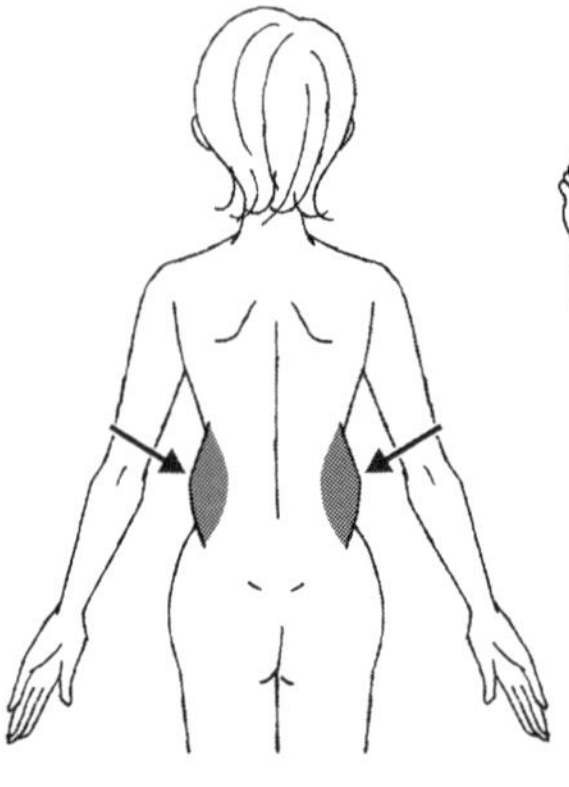

両側の腰のくぼみあたりが
とび出していたら、腎臓が
腫れている証拠。

とくにからだに問題のない人も、この三つの行法をやると、より活力溢れるからだになるはずです。

□肝臓病を治すために

肝臓の働きは、からだに有害な物質を分解して、からだを守ることです。

現代の食生活は、食べ物に農薬や防腐剤、調味料など、いろいろな化学物質が含まれているのがふつうになっていますから、肝臓にはたいへんな負担がかかっているといえるでしょう。

肝臓が悪くなると、食欲がなくなったり、からだがだるくなったり、さまざまな症状が出てきます。さらに病気が進むと、肝臓が硬くなったり、肥大したりします。

この段階では、右の肋骨《ろっこつ》（あばら骨）の下をさわってみると、すぐに肝臓のある場所がわかります。

肝臓の肥大が進むと、肋骨が外側に張り出すようになってきます。右の肋骨だけでなく、左右の肋骨が反《そ》り返《かえ》ってきます。

□肝臓が発している危険信号

肝臓が悪くなる人は多く、とくに中年以上の人は、胃腸の働きも鈍《にぶ》くなり、お腹にぜい肉がついている場合が多いようです。

そのため、肝臓が肥大して、肋骨が反り返るようになっても、それをお腹が出ているせいだと思って、肝臓が危険信号を発しているのに気がつかずにいます。

また、肝臓機能の検査で異常なしと判定されたのに、肝臓が肥大して、肋骨が反り返っている人もいます。

この場合、肝臓はかろうじて機能しているので、現代医学では病気ということにならなかったわけです。しかし、実際には疲れ切った肝臓が、肥大というかたちで危険信号を出しているのです。

＊

よく酒飲みの人が「お酒に強いのは、肝臓が丈夫なせいだ」というようですが、これも大きな誤解です。お酒がいくらでも飲めるというのは、じつは、肝臓の働きが鈍くなり、アルコールに反応しなくなったためなのです。

□肝臓の「気の流れ」を活発にする

現代医学から見ると、肝臓病といっても、たくさんの種類があります。たとえば、ウイルス性肝炎、アルコール性肝炎、肝臓肥大、肝硬変など、原因や、そのときのからだの状態の違いによって、さまざまな病気のかたちをとります。

とはいえ、導引の医学から見れば、これらはみんな、肝臓の気血の流れが悪くなっているという点で同じなのです。

導引の医学では、肝臓が病気になるのは、肝臓の気血の流れが鈍くなり、邪気がたまるためだと考えます。肝臓が硬くなったり、肥大したりするのは、その表れです。

ですから、肝臓の気血の流れを活発にしてやれば、すべて治るのです。ウイルス性肝炎でさえ、肝臓の気血の流れが活発になれば、ウイルスを体外に排出してしまうのです。

＊

導引術には、肝臓や腎臓のための行法がいくつかありますが、最も効果的な、お風呂の中でやる行法（一四四ページ参照）を次に紹介しましょう。

ただし、これは内臓を直接動かすものです。自分で内臓を動かすのは、おそらくはじめての体験でしょう。ですから、最初からあまり力を入れると、内臓が過敏に反応する場合があります。無理のないよう、慣れるまで、あまり指先に力を入れないで押すようにしてください。

押す回数も、最初は少なくして、だんだん増やすようにするとよいでしょう。

また、腹部やその他の手術をしている人、あるいは肝臓病の症状が重く、発熱している人は、この行法をやらないでください。

□肝臓と胃の行法

湯船の中で膝を曲げて座り、右の手のひらで、左のいちばん下の肋骨に沿って、左右に三〇回なでます。

次に、左の手のひらで、右のいちばん下の肋骨にそって、左右に三〇回なでます。

以上を一セットとして、一～三セット繰り返します。

これは、肝臓病を治す行法であると同時に、胃の病気を治す行法でもあります。

肝臓と胃は密接な関係があります。肝臓が悪い人は、すでに胃も悪くなっていて、胃の悪い人は多くの場合、肝臓もやられています。

ですから、肝臓と胃の両方にとても効果があるこの行法を、ぜひやってみてください。

□腎臓の病気が増えた理由

腎臓は血液を濾過《ろか》して尿をつくるところですが、最近、ここを悪くしている人が非常に多くなっています。

腎臓の病気が増えたのは、食品の中にさまざまな添加物《てんかぶつ》が含まれ、体内に化学物質がたくさん入ってくるせいでしょう。

腎臓は、からだに害を及ぼす化学物質を体外に排出するために、濾過装置として懸命に働きます。しかし、化学物質の量が増えれば増えるほど、無理な負担がかかるのです。

そのため、腎臓のみならず、膀胱《ぼうこう》の病気も増えています。また、中高年には、前立腺《ぜんりつせん》の病気も増えています。

これらはすべて、尿の排泄《はいせつ》に関係した臓器ですが、まずは腎臓病の治し方を紹介しておきましょう。

□顔の色でわかる腎臓病

腎臓の悪い人は、顔を見ればすぐわかります。額が黒ずんでいるか、眼の下のふちが黒く隈取《くまど》りをしたようになっています。後者は、とくに女性に多く見られます。

さらに進んだ人は、皮膚が青黒く、あるいは青黄色く、むくんでいます。

ちょっと意外ですが、腎臓が悪いと、足が異常にほてる場合があります。夜、ふとんに入ってから、足がほてるので、真冬でも足先だけをふとんの下に出している人がいます。

なぜ足がほてるのか、理由はわからずにいると思いますが、それは腎臓がオーバーワークに悲鳴をあげている危険信号なのです。腎臓を治せば、足のほてりも起こらなくなります。

また、これらの症状が出るまでには至らなくても、腎臓が腫《は》れている人は多いようです。中高年になると、ほとんどの人の腎臓が腫れています。

健康に自信のある人も、一度、裸の背中を鏡に映してください。両側の腰のくぼみあたりが飛び出していたら、腎臓が腫れている証拠です。

このような場合、当然、顔にも症状が表れてきますし、腎臓や膀胱がかなり疲れている状態です。ぜひ、次に紹介する行法をやってみてください。

＊

現代医学では、その原因・症状などから、腎臓病にもいろいろな病名がつけられています。しかし、いずれの場合も、酒風呂を利用して導引術の腎臓の行法をやれば、腎臓の気血の流れが活発になり、治療することができます。

□腎臓の行法

お風呂の中で、両足を前に伸ばして座ります。

お風呂が深い場合には、膝を曲げて座った姿勢でもかまいません。

右手を背中にまわし、右側の腎臓のある位置の背中の肉を、右手の親指と人差し指で、三〇回前後つまみ揉みします。

腎臓の位置は、背中の肋骨のいちばん下から腰骨にかけてで、背骨の両側に左右一個ずつあります。

□腎臓の摩擦

これは、お風呂の中でやる行法ではありません。どこでもできますので、「腎臓の行法」に加えて、時間のあるときに行えば、さらに効果的です。

姿勢は正座していても、両足を前方に伸ばしても、どちらでもかまいません。

両手のひらをこすって温め、背中の腰の上の腎臓のところにあてて、上下に三〇回以上摩擦します。疲れたら休み、何回か繰り返すといいでしょう。

肌にじかに手のひらをあてるのが原則ですが、オフィスなどでは、椅子《いす》に座った姿勢で、服の上から摩擦してください（一五四ページ参照）。

□膀胱系の摩擦

腎臓の悪い人は、同時に膀胱《ぼうこう》も悪くなっている場合が多いようです。ですから、腎臓の調子が悪くなったら、この行法を一緒にやってください。

あお向けの姿勢で、両手のひらをこすって温め、両ももの付け根の上部を手のひらで三〇回以上摩擦します。

疲れたら休み、何回か繰り返します。

「腎臓の摩擦」と同様に、オフィスなどでは、椅子に腰掛けたまま、衣服の上からやってください（一五四ページ参照）。

こすって温めた両手のひらで、
背中の腎臓のあたりを上下に摩
擦する。

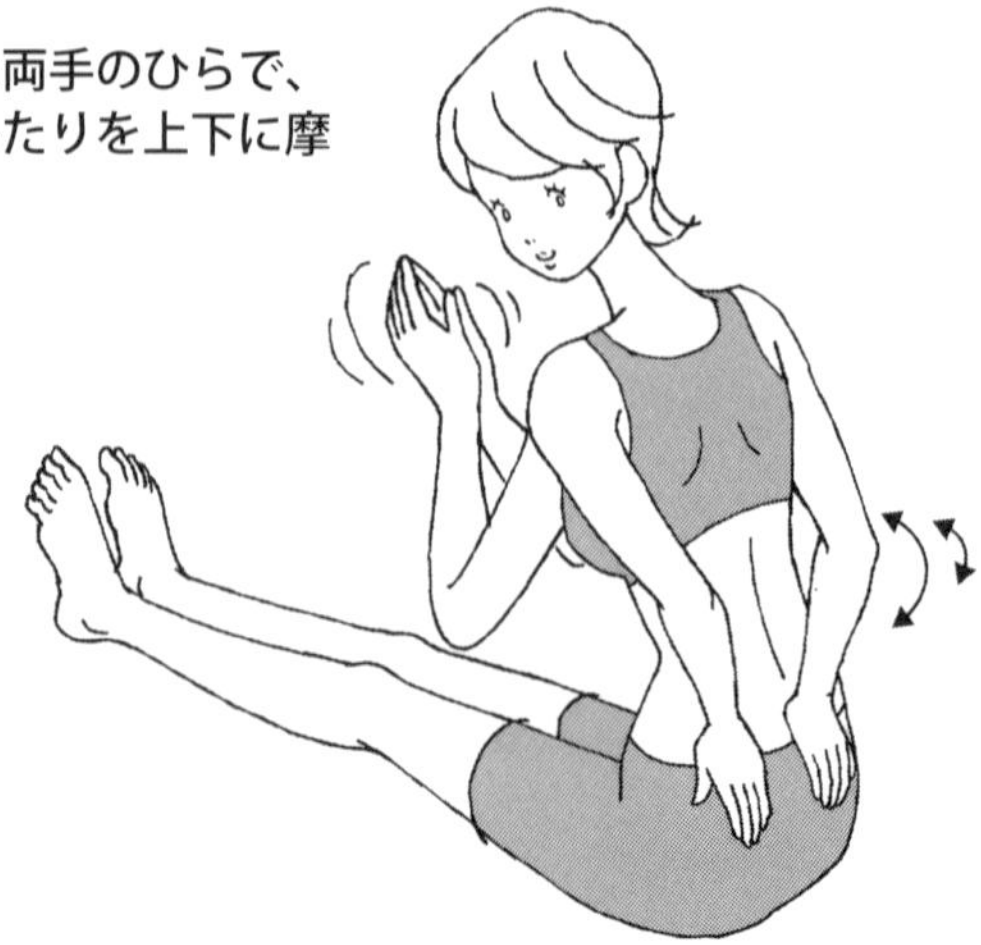

腎臓の摩擦（上）　膀胱系の摩擦（下）

両手を温める。

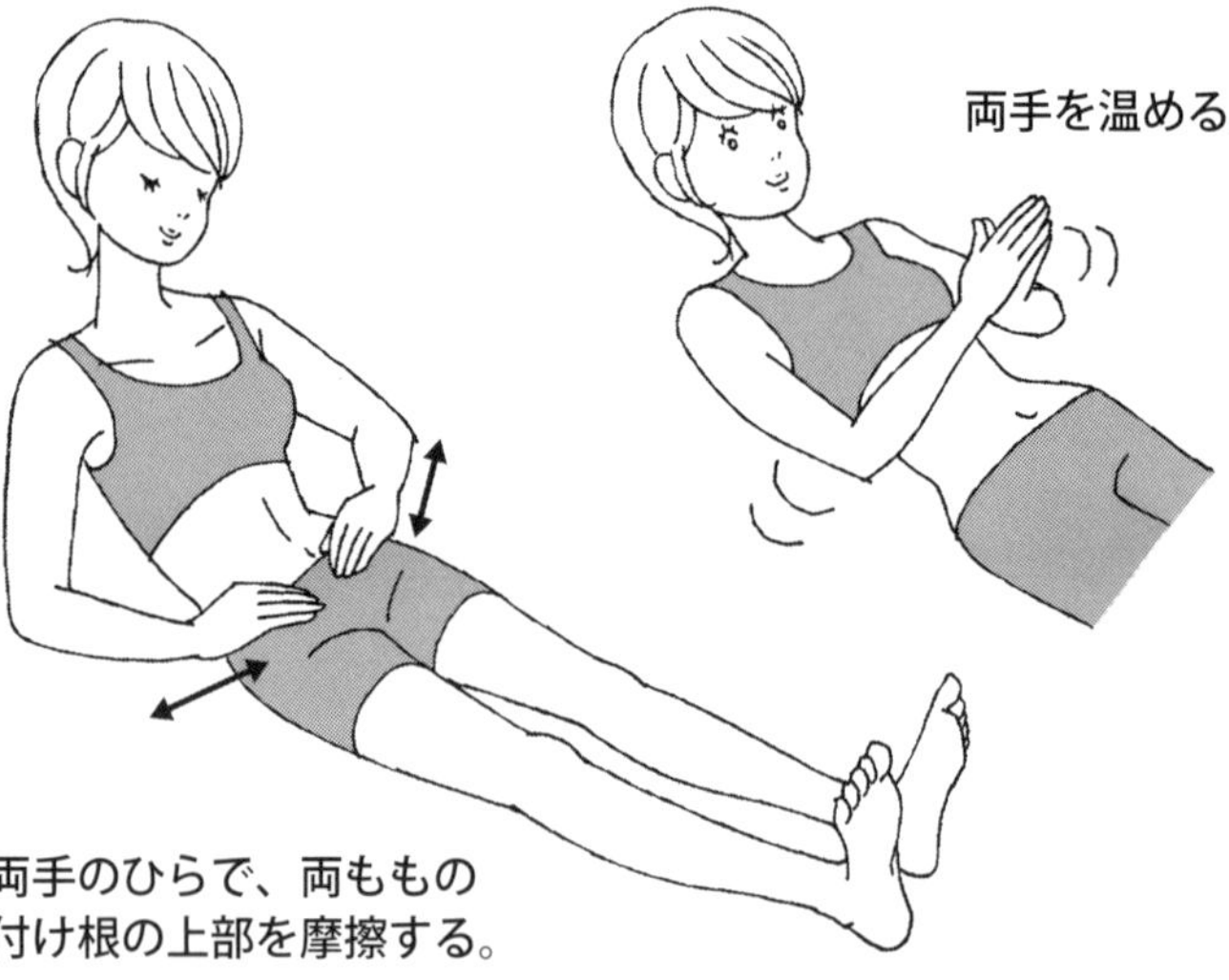

両手のひらで、両ももの
付け根の上部を摩擦する。

□痛みをとるための入浴法

胃の病気や神経痛などで、激しい痛みに襲われるといったケースがあります。

そういったときのために、病気そのものの治療法ではありませんが、入浴による痛みのとり方を教えておきます。

方法はいたって簡単です。

酒風呂の場合でも、お湯の温度をだんだん上げるようにします。

最初に、お湯がぬるい段階で、からだを入れます。そして徐々にお湯の温度を上げていきます。

こうすると、痛みは軽くなり、からだが温まる頃には消えているはずです。

□心臓病を治すために

お風呂に入ると、脈拍数は平常時の二倍から三倍に増加します。

お湯の温度が高いほど脈拍数が多くなることはいうまでもありません。そのため、「心臓の悪い人には、熱いお風呂はよくない」とされています。

これは、一般に医者がよく注意する点ですから、おそらく心臓病の人は気をつけているでしょう。

その意味では、心臓病の人は、できれば酒風呂は避けたほうがいいでしょう。なぜなら、温度にかかわらず、熱いお風呂と同じ効果をもたらすからです。

心臓病の人は、単にお風呂に入るだけにして、お風呂の中での行法をやってはいけません。

また、心臓病の人は、ふつうの人と同じようにお風呂に入るのではなく、湯船の中につけるのは胸（乳首《ちくび》）までにします。こうすれば、心臓に負担をかけることが少なくなります。

＊

最初のうちは、なかなか、からだが温まらないように思えるかもしれません。

寒ければ、手でお湯をすくって肩にかけたり、手ぬぐいをお湯につけて肩にかけたりするといいでしょう。

毎回、胸までしか入らないお湯に入らないでいると、だんだん慣れてきて、首までつからなくても、十分からだが温まるようになるものです。

こうして、胸までしか入らないようにしていれば、お風呂のために心臓病が悪化することはありません。

ただし、これは心臓病の治療法ではないので、根本から病気を治すには、お風呂の外で、次に紹介する行法をやる必要があります。心臓病を治し、心臓発作を防ぐものです。

□心臓の行法

①　頭に座ぶとん一枚くらいの低い枕を当て、左側を下にして寝ます。左手は親指を中に入れて軽く握り、床の上におきます。右の手のひらをへそにあて、ゆっくり息を吐き出します。
②　目を閉じ、鼻からゆっくり息を吸いながら、静かに左足を引き上げます。
③　口からゆっくり息を吐きながら、静かに左足を元に戻します。

以上の動作を三回繰り返します。

足を引き上げるときは、静かにいっぱい息を吸い、元に戻すときは十分に吐き切るようにするのがポイントです。

＊

だいたいにおいて、心臓病になる人は、日常生活の動作がせっかちだったり、無理な呼吸をしたりしていることが多いようです。そのため、「気」の調節が正常に働かず、心臓に負担がかかってしまうのです。

心臓の行法をやると、正しい呼吸法が身につきます。

その結果、心臓の機能も、不自然な状態から正常に戻ってきます。ですから、一日に二～三回は心臓の行法をやる必要があります。

また、動悸《どうき》がしたり、胸が苦しくなったときは、いつでもかまいませんから、この行法をするようにしてください。

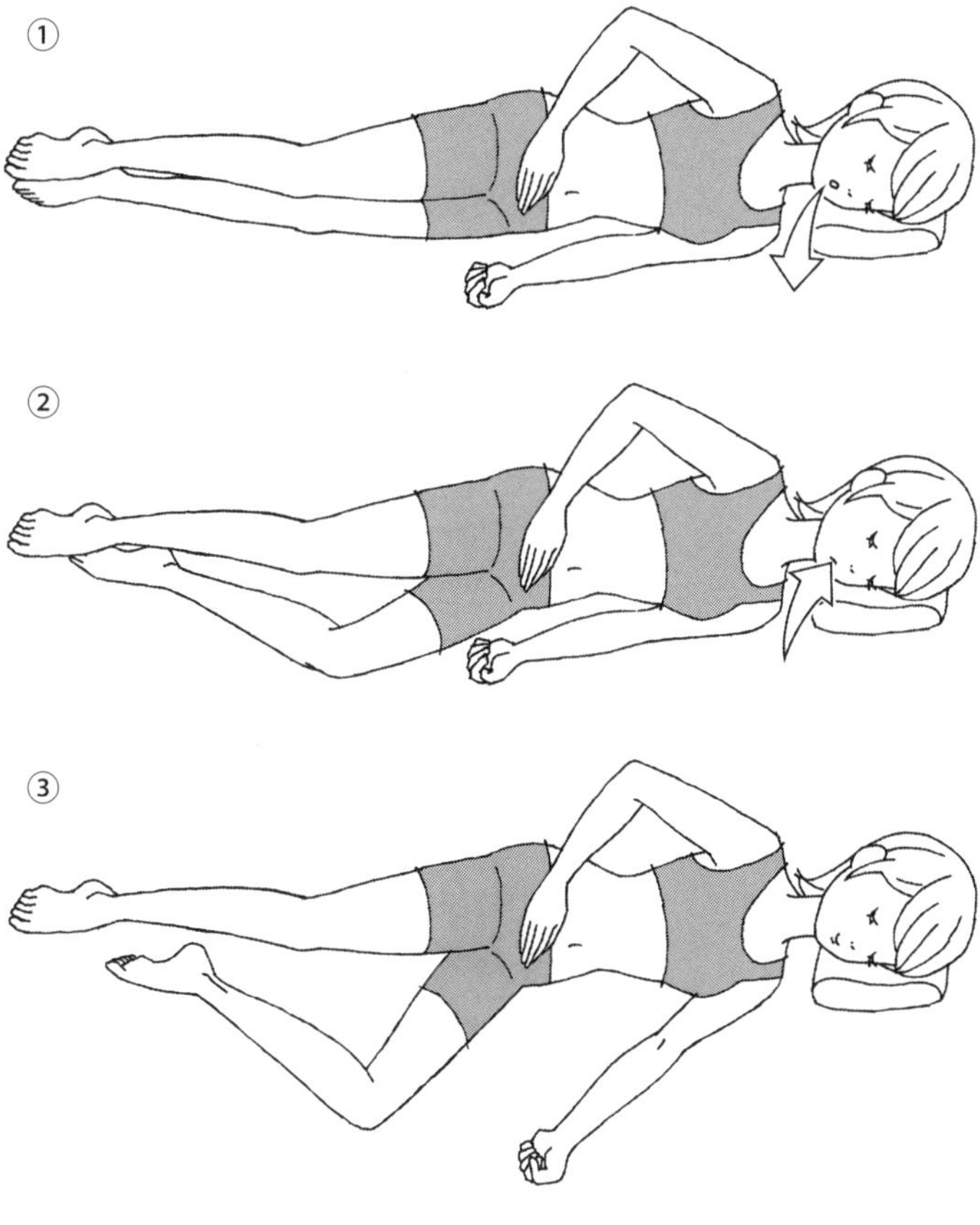

左側を下にして横になる。鼻から息を吸いながら、下側の足（左足）をゆっくりと引き上げる。口から息を吐きながら、下側の足（左足）をゆっくりとのばす。

心臓の行法

□酒風呂だけで、長年の冷えがとれた

長年の、からだの冷えについて、四〇代女性のGさんが相談にやってきました。

そこで私は、酒風呂について説明をしました。

「あなたは、体調管理のためにサプリメントを買ったり、美肌のために高い化粧品を買ったりするでしょう。そのことを考えたら、酒風呂はお風呂に入って、からだも芯から温まり、その上、元気に若返り、色白の美肌を手に入れることができるのですから、とても安いといえます。

それに家族で入れますから、家族中、美容健康液のお風呂に入っているようなものです。

そして内臓も健康になるのですから、こんなにうれしい方法はないですよね。

酒風呂だけで長年の冷えがとれた、またシミが薄くなったといって、道家〈道〉学院に入学された人もいたくらいです」

その私の説明に、うなずきながら、目を輝かしているGさんでした。

□午後になると下半身がむくむ原因は、冷え

からだが冷えてお手洗いが近い、という悩みで、三〇代の女性のRさんがやってきました。

私はRさんの顔を見つめながら、こうたずねました。

「あなたは午後になると下半身がむくむとか、膀胱《ぼうこう》が弱いとか、そんな不調はないですか？」

Rさんは答えます。

「はい。まさにその通りです。この夏以降、クーラーが強いビルの中にいると、なんだか、からだが冷えてお手洗いが近く、仕事をしていても落ち着かないのです。

そしておっしゃる通り、午後になると靴がきつくなりますし、たまに休日にソックスなんてはいていると、夜ソックスを脱いだら、足首にゴムの跡《あと》が残るくらいです。わ〜むくんでいる、と思います」

＊

そこで私は、こう述べました。

「それは冷えも影響して、腎臓の働きがよくないのですね。そして膀胱も冷えて、膀胱炎ではないものの、ちょっと元気のない状態なのです。

ですから、しっかり導引術をして、足をもっと丁寧《ていねい》に揉むようにしましょう。

そして初春の時期は、暖かくなってきても、夜は急に寒くなったりするなど、まだまだ気候が変わりやすいですね。そんなときのお風呂には、『崑崙《こんろん》の湯』がおすすめです。冷えてしまったからだも、芯から温まります。ホワイトデーや新生活の贈り物にもぴったりですね」

この『崑崙の湯』は、日本酒のエキスをパウダーにした、手軽に酒風呂健康法を楽しめる、酒風呂入浴剤です。

□もう一口食べたい、というクセをやめる

肌荒れについて質問をしてきたのは、二〇歳のDさんです。

「早島先生、私は肌荒れについて、うかがいたいのです。（口元を指さして）ニキビがすぐできるのを治したいのですが」とDさん。

「それはニキビじゃなくて、吹き出物、それも口のまわりだけなので、やはり食べすぎですね。あなたは、バイキングなどに行くと、料金は変わらないのだから、洋食も、中華も、和食もみな食べたいって思うのではありませんか？」

と私がいうと、

「その通りです。なぜわかるのですか？」と、怪訝《けげん》そうなDさん。

「そんな顔をしています」

「え〜、やだな。こんな顔、直るでしょうか？」とDさん。

「直りますよ。そのもう一口《ひとくち》食べたい、という余分に食べるクセをやめることです。もうお腹はいっぱいでも、あなたはついもう一口って食べるでしょう」

「はい。その通りです。だいたい好きなものがあると、お腹がいっぱいという意識より、好きなものはもっと食べたいという食欲のほうが勝ちます」

□「気のトレーニング」で食べ方を変えると、顔も変わる

「それは食欲じゃなくて、我欲《がよく》というのですよ。

食欲は健康な胃腸の欲で、人間でなくても生きている生物にはすべて、なくてはならない自然な欲ですが、あなたの場合は、同じ料金なら、もっと食べて楽しみたい、という我欲なのです。

それをやめることです。そうすれば、顔にももっと締まりが出てきて、すっきりした顔になるでしょう」

「顔まで本当に変われるのですか。それなら真剣にやります」とDさん。

「そうです。顔というのは、内臓全体の状況が表れているのです。ですから、顔を見ると、その人のからだの状態もわかります。

だから人相《にんそう》もよくしたかったら、『気のトレーニング』で内臓を健康にすることも、とても大切なのですよ」

Dさんは、うなずきながら、いいます。

「そうなのですね。からだが健康だと、人相もよくなるのですね。私、頑張ります。ですが、その一口多いというのは、気をつければ直るものでしょうか。何かコツはあるのでしょうか。私は以前から、ちょっと食べすぎるとは思っていましたが、なかなかそれが直せなくて。しばらく我慢してダイエットしても、あるとき、糸の切れた凧《たこ》みたいに、過食になったりするのです。」

□ゆったりと楽しく食べるようにする

そんなＤさんに、私はこう述べました。

「過食と拒食、食べすぎと食べなさすぎ、よくあるパターンですね。もっとバランスよく、楽しく食事をすることとですね。だいたい、あなたは食事の食べ方が速いでしょう」

「そうです。おっしゃる通りです。いつも人の半分くらいの時間で、食べ終えています。ですから、バイキングだったりすると、次のお料理を取りに行くまでが速く、たくさん食べることになるのです」とＤさん。

「それを、よく噛《か》んで、少しゆっくり、ゆったりと、みなさんと楽しく食べるようにしてごらんなさい。そのためには、スープや、お味噌汁《みそしる》、お茶など水ものも、一緒にいただくようにして、途中で一度、お箸《はし》やフォーク、ナイフなどを置くことが大事です。

持ちっぱなしで食べ続けると、つい速くなるし、食べすぎますよね」

こう私は述べました。すると、

「なるほど。そうですね。私はお箸やフォークを置くことってほとんどありません。持ち続けて食べています。それにスープとかも、が〜っと一気に飲んでしまうから、ゆったりとした食事とは縁がないかもしれません」とDさん。

□「食相」がよくなるコツ

そこで私は、Dさんに大切なことを告げました。

「さあ、そこから改善です。食べないようにするのではなく、食べ方を変えるのです。そうすれば、食べているものの味もわかってきますし、味わって食べることができるでしょう。食事がもっと楽しくなり、『食相《しょくそう》』もよくなりますよ」と。

すると、「食相なんてあるのですか?」とDさん。

「もちろん、ありますよ。食事の仕方がきれいで、おいしそうにいただく、それがよいのです。あまり形式にこだわる必要はありませんが、健康的で、品《ひん》のある食事の仕方は、やはり大切ですね。あわてて、がつがつ食べないことです」

その言葉にＤさんは、

「なんだか、恥ずかしい～。気をつけます」

□「気のトレーニング」で、「無為自然」の美しさへ

そこで私はいいました。

「食べ方に注意して、そして朝晩しっかり導引術をして、直しましょうね。そうすれば、あなたのそのパッチリした目がもっと生き生きして、きれいになりますよ」

「きれいになれますか？　うれしい」とＤさん。

私は、こう告げました。

「そうです。女性も男性も、内臓が健康で、心にも偏《かたよ》りがない状態が、最もきれいなのです。

みんな、化粧や美容整形や、生まれつき美人とか美男子とか、そういったことを考えますが、赤ちゃんはみなきれいでしょう。あの美しさは、大人には真似《まね》できない、邪気のない顔です。

道家、タオイストは、その美しさを目指すのです。無為自然の自分らしい、ありのままの素直な美しさ、愛らしさです」

「いいですね〜。そのような、愛らしい人になりたいです」

そこで私ははっきりと述べました。

「なれますよ。『気のトレーニング』で胃腸をととのえ、食べ方を改めて、早食いと食べすぎをやめれば、自然に健康になれます。腎臓も疲れているので、しっかり導引術の行をしましょうね」

「はい、がんばります」と、明るく約束するDさんでした。

第7章　元気になり若返る方法

□へそは、洗って清潔に

よく「おへそのゴミをとると、お腹《なか》が痛くなる」といわれます。そのため、へそを洗ってはいけないと思っている人が、世間にはかなりいるようです。

けれども、そんなことはありません。へそを清潔にすれば、健康になることはあっても、お腹を痛めることはないのです。ときには、へそもよく洗ってください。

ときおり、へその穴の汚れをとろうとして、無理に綿棒《めんぼう》などでつつく人がいますが、それはよくありません。酒風呂に入って、洗えばいいのです。

＊

へそは母親の胎内にいるときは、母親の血管と結ばれている命の綱ですが、生まれたあとは、なんの働きもしないというのが、一般の常識です。しかし、導引の医学では、へそは呼吸を行い、大気と交信するための大切な器官と考えます。

へそ下三寸《さんずん》（お腹の奥のほうへ三寸）のところは、導引術の奥義《おうぎ》では、呼吸のための重要な働きをする部分です。

そこはつまり、へそ呼吸をするところなのです。

洗うことによって、正しいへそ呼吸ができるようになり、全身の気血の流れが活発になって、心身を快適な状態にすることができます。

＊

このように、へそは気血の流れをつかさどる、非常に大切なところなのです。

なお一寸は約三・〇三センチですから、三寸は約九センチです。

また、「へそ下三寸」のことを一般には、お腹の下のほうに三寸と見なしていますが、正しくはお腹の奥のほうに三寸であるという、たいへん重要なことを早島天來先生が明らかにしました。

□坊主頭若返り法

個人差はありますが、四〇歳を過ぎたあたりから、肌や髪の老化が目立ち始め、年齢を感じさせるようになります。

女性も男性も、いつまでも若々しくいたいものです。そこで、一晩《ひとばん》でびっくりするほど若返る方法を紹介しましょう。

それは「坊主頭《ぼうずあたま》若返り法」といわれる導引術の秘伝です。

これは髪の毛をきれいさっぱり剃《そ》って、丸坊主になるだけで、若返るというものです。

女性が丸坊主になるのはちょっと勇気がいるかもしれませんが、女性は幼いときから髪を剃ったり、極端に短くしたりしませんから、これはとくに効果的です。

一ヵ月ほど丸坊主を続けて、また髪を伸ばせばいいのです。

丸坊主の間は、外出のときはカツラをかぶっていれば、人には気づかれずにすみます。最近は、おしゃれのためのカツラがたくさん出回り、着用する人も多いようですが、若返りの秘伝のためにカツラが役立つわけです。

髪を剃ると、いくつか若返りの効果が出てきますが、最大の効果は、白髪《しらが》が増えるのを食い止め、その白髪を黒髪に戻すということでしょう。

□顔のシワが伸び、肌がつやつやになる

坊主頭若返り法は、若返るだけでなく、顔のシワが伸び、肌がつやつやになります。しかも酒風呂に入ると、いっそう効果的で、色も白くなります。これは、髪がなくなってすっきりした頭皮から、邪気の発散が活発になるためです。

最初のうちは、頭皮からジトーッと脂肪分が分泌されます。これは、頭の毛穴をふさいでいた老廃物です。

髪を生《は》やしている限り、こういう余分な脂肪分は、からだの外に出ていきません。老廃物が頭皮からなくなり、邪気の発散が活発になるので、顔のシワが伸び、肌がつやつやになるのです。

＊

お寺の尼さんはちょっと見たところでは年齢がわかりません。年を取ってもシワがよらず、つやつやな肌をしているからです。

尼さんたちは、若返るために頭を剃っているわけではありませんが、この坊主頭の効果を昔から経験しているのです。

その意味でも、この坊主頭若返り法は、とくに不思議なものではないわけです。

なお、毛を剃るときは、お風呂に入りながらやると、いっそう頭からの邪気が発散しやすくなります。

ただし、風邪をひきやすいので、寒いときには注意してください。とくに冬の季節は、家の中にいても帽子をかぶって、頭皮をできるだけ冷やさないようにする必要があるでしょう。

□水虫のてごわさ

「水虫を治す薬を発明したら、ノーベル賞がもらえる」といわれるほど、水虫は治しにくいものだとされています。

水虫は、真菌《しんきん》（カビ）の一種である皮膚糸状菌《しじょうきん》（白癬菌《はくせんきん》）によって起こります。とくに足の裏や、足の指の付け根にできやすく、不快なものです。

はじめに小さい水ぶくれができます。一～二週間ほどで水分は吸収され、そこの皮が角質化して、むけるようになります。

こういった症状を繰り返すうちに、だんだん患部が広がり、深くなっていきます。激しいかゆみをともない、患部が深くなるにつれ、痛みも加わってきます。

そんな水虫を現代医学では、薬を塗って白癬菌を殺したり、働きを弱めたりして、治そうとします。皮膚が角質化して硬くなった場合は、薬を塗っても効かないので、抗生物質を飲ませたりもするようです。

水虫にかかったばかりで、症状が比較的軽いときには、こうした治療法で治ることもあるでしょう。しかし、いったん慢性化した水虫は、てごわいもので、これでは治りません。薬の種類を替えるたびに、いったんは症状が少し軽くなりますが、すぐに戻ってしまいます。

長年、水虫に悩まされている人は、こういうことの繰り返しで、ほとほと困り果てているようです。

□水虫が自然に治ってしまう、最も効果的な方法

白癬菌は一度、人の手足に定着してしまうと、薬ではたいへん殺しにくくなるものです。効果を高めるために、白癬菌を殺すほど強力な薬を使えば、人の細胞も殺してしまうことになります。白癬菌だけ殺す効力のある薬はつくりにくいのが現状です。

そうしたなかで、導引の医学では、まず白癬菌がとりつきにくいからだにすることを考えます。

気血の流れが盛んな手足なら、白癬菌に触れても発病しません。水虫になるような人は、手足の気血の流れが衰えているのです。

つまり、この気血の流れを活発にすることで、白癬菌に負けない皮膚にすればいいわけです。

手足の皮膚が健康になれば、水虫は自然に治ってしまうものです。

そのための最も効果的な方法が、酒風呂の中で手と足を揉む行法です。

どのようにやったらいいかは、「足の指の行法」（二一六ページ参照）と「手の指の行法」

（八五ページ参照）のところで詳しく説明していますので、そちらを参照してください。

□魚の目にも効果

魚《うお》の目《め》は、きつい靴をはいている人や、長時間立ち仕事をしている人にできやすいものです。足の指や足裏の皮膚が角質化して、硬くなります。

治療法は、皮膚をやわらかくする薬を塗ったり、場合によってはメスで切り取ったりするのが一般的です。けれども、これは一時しのぎにすぎません。しばらくすると、また同じところにできてしまいます。

このように治療がやっかいな魚の目も、酒風呂に入りながら足の指を揉めば治せます。基本のやり方は、「足の指の行法」（二六ページ参照）を見てください。

皮膚が角質化するのは、気血の流れが衰えて細胞が死んでしまうからです。ならば、足の気血の流れを活発にしてあげればいいのです。

魚の目の場合は、「足の指の行法」に加えて、その箇所を手の指先で四〇〜五〇回、よく揉んでください。

がんこな魚の目でも、これを毎日続ければ、一週間くらいで皮がふやけて、やわらかくなってきます。その後、皮がむけはじめ、二〜三度むけかわり、一ヵ月くらいで完治するはずです。

治った後も、お風呂に入るたびに足の裏を軽く揉むようにすれば、再発の心配はまずありません。

□赤ちゃんのための入浴法

生まれたばかりの赤ちゃんのからだは、本当にやわらかいものです。慣れない人は抱くのさえ、慎重になります。

赤ちゃんは、生まれて五百日までは骨が固まりません。脊髄もやわらかい状態ですから、いうまでもなく、入浴の仕方にもやさしさが必要です。

お湯の温度は、大人《おとな》よりぬるめにしてください。母親を一升《いっしょう》ビンとすれば、赤ちゃんは一合とっくりくらいの大きさですから、大人と同じように湿らせると、赤ちゃんはのぼせてしまいます。

手際《てぎわ》よく洗ってやり、あがる寸前に、お湯の温度を少し上げてやるくらいでいいでしょう。

赤ちゃんのからだを洗うときは、必ず手のひらに石鹸をつけて、やさしく洗うようにします。タオルでは刺激が強すぎます。

＊

一般にはガーゼが使われていますが、赤ちゃんにいちばんいいのは、手のひらです。導引の医学では、手のひらからは「気」が伝わるので、赤ちゃんの健康を守るには最も適していると考えます。

ついでにいうと、赤ちゃんが風邪をひいたときは、母親がふところに抱いて、肌と肌で接してやるのがいちばんの治療法です。母親の「気」が伝わるため、赤ちゃんは早く元気になるのです。

□秋になると体調を崩しやすいのはなぜ？

毎年、秋には風邪をひくという、四〇代男性のYさんが、道家〈道〉学院に相談にやってきました。

「先生、私は秋になると、体調を崩しやすいのです。涼しい季節ですし、大好きな季節でもあるのですが、どうも毎年、九月、十月頃に、風邪をひいたり、胃腸の調子を悪くしたり、調子が出ないのは、なぜでしょうか」

私は、こう述べました。

「それは夏の養生が悪いからですね。

『黄帝内経《こうていだいけい》』には、夏にからだを大切にして、養生をして過ごさないと、秋に調子が悪くなると書かれています。Yさんは、夏に氷水を飲んだり、アイスクリームやそうめんなど、冷たいものを食べすぎませんでしたか？」

□夏と秋では、生活の仕方を変える必要がある

するとYさんは、うなずきながら、こう述べました。

「はい、その通りです。私はアイスクリームが大好きで、夏はとくに食べすぎてしまうのです。

その上、今年はむしむしする日も多かったりしたので、外ではついお茶やジュースにも氷を浮かべたものを飲み、家でも冷蔵庫で冷やしたものを飲んでいました。」

私は、Yさんに、こう告げました。

「そうやって、胃腸を冷やすと、その働きはぐんと悪くなります。その上、猛暑で体力も落ちます。そのだるさをクーラーで冷やして楽になろうとすると、逆にからだを痛めてしまいます。

もちろん、このところの猛暑は、大変なものですから、そんなとき、クーラーを適度に使うことは大切ですが、過ぎてはいけないのです」

「はい。わかりました」

とYさんは大きくうなずきます。

「そして、ただいま『黄帝内経』の夏と秋の生活の仕方をご紹介したように、やはり暑い夏と秋では、生活の仕方を変えなければなりません」

と私は述べました。

□季節に沿った「気のトレーニング」がある

「では、導引術や動功術はどうなのですか？」

とYさんがたずねてきました。

「今、道家〈道〉学院で一般的に指導している導引術は一年中行ってもよいものですが、特別な導引術で、『陳希夷《ちんきい》の二十四の坐功《ざこう》』というのがあって、それは季節ごとに対応する内臓に効果のある行法を取り入れて、季節ごとに異なる行法を行っていくようになっています。

導引術には、そういった季節に調和した行法もあるのです。

また、動功術は、からだの使い方のクセをとり、隙《すき》のない、無駄のない動きを身につけて、さらに内臓を調和させて、健康にしますから、一年中稽古を続ける必要があります。ですが、これも季節によって、稽古の仕方を少し変えるのです」

＊

「そうなのですか。どう変えるのでしょうか？」とYさんは質問を続けます。

私は、こう答えました。

「夏は暑いので、あまり大汗《おおあせ》をかかないように、少しゆっくり稽古をします。動功術でも、道家〈道〉学院で、適度にクーラーをかけた中で稽古をされていて、あまり大汗をかかれることはないと思いますが、人より非常に多く汗をかく人や、今日は気温が高くないのに、いつもより汗が多いというようなときは、少し気をつけられたらいいですね。

汗は〝心臓の神液《しんえき》〟といわれて、汗をかきすぎると心臓の負担になるのです。

そしてまた、冬は寒いので、からだが温まるように、ある程度の速さでしっかり稽古をするのです」

□洗心術で、何があってもゆらがない、不動の心を

Yさんはいいます。

「そういえば、大汗《おおあせ》をかいて稽古をしていたら、スタッフの方に、少し休んで落ち着いてから、次の稽古をしてください、と注意されたことがありましたが、そういう意味だったのですね」

そこで私は、こう述べました。

「そうです。ですからYさんも、今しっかり導引術、動功術をされたら、体調がととのい、元気になれますが、来年の夏は、ぜひ養生を忘れずに、過ごしてみてくださいね。

また心とからだはひとつですから、精神的にイライラしたり、気にかかることがあったり、不安があったりすると、体調不良につながります。心の修行もとても大切ですね。

それは、何があってもゆらがない、不動の心を磨く、洗心術です。

そしてまた、秋の養生が悪いと、冬に不調になるのですよ。

ですから、今の養生が次の季節の健康を左右する、ということを忘れずに、常にからだ

の声を聞きながら、体調をととのえて日々《ひび》を過ごしてください」

＊

Yさんは、明るい表情で、私に向かって、きっぱりと述べました。

「はい。わかりました。来年の夏は気をつけます。そしてこの秋、『気のトレーニング』で心とからだを大切にすれば、この冬は絶好調で過ごせるのですね。がんばります」

第8章　「気のトレーニング」で人生が変わる

□「気」で本当の美しさを磨く

本当の美しさとは、心とからだをととのえることから生まれる、無為自然の美しさである、ということが、これまでの説明でおわかりいただけたことでしょう。

私たち人間は、「気」を磨くことによって、そうした、無為自然の姿の、本当の美しさを手に入れることができるのです。

そして、元気で、若々しくなることができるのです。さらに、人生が大きく明るく変わっていくのです。

＊

容姿《ようし》を気にしているRさんが、道家〈道〉学院に相談にやってきました。

「先生。私は小さいときから家族の中でも、ひとりだけ容姿が悪いといいますか、きれいじゃないと、まわりの人にいわれ、ずっと気にしてきました」

とRさん。

「そんなに、ご家族は美人ぞろいなのですか」

と私がたずねると、Ｒさんはいいます。

「はい。母は、娘の私がいうのもおかしいのですが、年齢よりずっと若く見られて、とても美人顔です。

姉二人もきれいで、それぞれタイプは違いますが、いちばん上の姉は、学校でマドンナなんていわれたくらい魅力的で、容姿がいいのです。いつも男の子から手紙やプレゼントをもらって、本当にみんなにちやほやされていました。

二番目の姉は、きりっとした顔立ちで、それはそれでまたステキで、スポーツ万能、頭もよくて、学校では生徒会長とかやっていたタイプです。

ところが私は、勉強もまあまあ、顔といったらこんな感じで、スポーツは好きじゃないし、何をしても続かない。ひとりだけ家の中で出来の悪い子みたいな、そんなイメージがあり、学生時代は、あのお姉さんの妹だよね。似てないね、なんていわれて、いつも傷ついたものでした。

それどころか、知り合いの人が、うちの母に、おたくはいちばん下のお嬢さんだけ、どうしたのかしらね、御苦労ね、なんて話しているのを聞いてしまって、本当に傷ついたものです」

□導引術できれいになる秘密

私はいいました。

「それは、傷つきますね。でも、あなたは、あなたなりにちょっとのんびりした、やさしい顔だちで、今は『気』が足りませんが、もう少し『気』が出れば、個性のある魅力が出てきます。

ところで、あなたは子どもの頃から、からだが弱かったでしょう」

Rさんは、こう答えました。

「はい。いつも学校に行くのが大変で、欠席が多かったわけじゃないのですが、いつも学校から帰ると、ちょっと寝ていたというくらい、元気がありませんでした」

＊

そこで私は、こう告げました。

「そうだったのですね。まず胃腸と心臓ですね。導引術で強化しましょう」

するとＲさんは、

「どの行をすれば、とくに効果がありますか？」

と質問をしてきました。そこで私は、こう述べました。

「按腹《あんぷく》の行法（七八ページ参照）は、胃腸の活力を取り戻せる行法ですから、それをまずしっかり行ってみましょう。

それから、食後はよく胃腸を摩擦するといいですね。それだけで消化がとてもよくなりますよ。

心臓は日常の動きで、あわてないことです。よく手や足を揉んで、『気』の循環をよくすれば、心臓にも大きな助けとなります。

それ以上は個人指導となりますね。またスタッフに相談してみてください」

「はい。わかりました。ところで、この顔だちというのは、導引術で変えられないのでしょうか」

とＲさんは真剣な表情でたずねてきました。

□本来は二重なのに、一重である理由

私は、こう答えました。

「たとえば、今、Rさんの目は一重《ひとえ》ですが、これは少しむくみがあって、まぶたに力がないためで、導引術をしっかりすれば二重《ふたえ》になります。

本来、一重の方《かた》は、それを美しく磨けばいいのですが、Rさんは本来二重なのに、からだが弱く、むくんでいるので、一重なのです。

まずそれが改善されると、目がぱっちりして、すっきりした顔になりますね。」

するとRさんは、

「え～二重になれるのですか？　嬉しい。それから、この顎《あご》のぽっちゃりしたの、もっとすっと三角に細くならないでしょうか？」

とさらに、たずねます。

□道家の観相術で運勢が見える

そこで私は、次のように述べました。

「それは今のままがいいのですよ。もちろん、むくみがとれれば、すっきりした感じにはなりますが、顎が三角で細いのは、晩年がよくないのです。

道家の観相術というものがあります。その観相術では、人体は小宇宙であると考えて、顔には内臓やその人のたどる運勢がよく表れているのです。

その中で、今いわれた顎の部分は、晩年です。そこがたっぷりして広く、美しければ、晩年が幸せなのです。ところが、マンガの美人顔のように三角に尖《とが》っていると、孤独で、幸せな晩年は送れません。

みんな、そんな深い意味を知らないのです。ですから、多くの人が、自分の顔のいちばんよいところを、知らずに嫌っているものですよ」

Ｒさんはいいます。

「そうなのですか。では、私のこの頬から顎のふっくらしたところは、嫌がる必要はないのでしょうか?」

その質問に対して、私は大切なことを説明しました。

□運勢がよくなる秘訣

「そうです。そこがいちばんよいところです。

胃腸がととのってくると、今はまだ内臓の関係で少し黄色味がかっている顔色が、白く、きれいになります。そして肌の張りが出ることでしょう。

そうなると、今の顔だちもまったく印象が変わります」

「そうですか? 嬉しいです」

と喜ぶRさんに、私ははっきりと告げました。

「そして、その髪型《かみがた》はよくないですね」

「えっ、どこがですか?」

と意外そうな面持《おもも》ちのRさん。

「前髪は、そんなふうに垂らさないで、額《ひたい》が見えるように上にあげたらいいですね。運勢がよくなります」

と私が述べると、Ｒさんはこういいました。

「実は、これもコンプレックスのひとつです。額がいやに大きくて、アンバランスなのです。ですから、前髪で隠していました」

＊

そこで私は、こう説明しました。

「それは子どもの頃弱かったから、額と顔がアンバランスなのですよ。広くても、しっかりしていないのです。

それがしっかりと張りが出てくれば、上からの引き立てがあって、同じことを話しても、会社でも人が話を聞いてくれるようになります」

するとＲさんは、からだを乗り出して、こうたずねてきました。

「どうしたら、しっかりとするのでしょう？」

私は、はっきりと告げました。

「そうやって隠していてはだめです。まず額を出すこと。額がちょうどよい広さになり、艶《つや》や張りも出て、運勢がとても強くなります」

「そんなふうに変えることができるのですか、驚きですね」

と表情が輝き始めたRさんです。

□顔もからだも「気」ですぐに変わる!

「そうなのですよ。顔もからだも、『気』で一瞬に変わるものなのです。(早島)天來大先生がよくおっしゃっておられましたが、『顔なんて、飴《あめ》のようにすぐ変わる』と。」

私がこう述べると、Rさんは、

「えっ。飴のように、ですか?」

と驚きの表情を浮かべます。

そこで私は、こう述べました。

「そうですよ。我執を放《ほ》かせば、すぐ変わります。本来人間は、毎日どんどん変わっているのです。そしてまた、『気のトレーニング』をしていないと、時とともに、どんどん老化していきますね。

＊

道家の名著といわれる、明《みん》の高濂《こうれん》著の『遵生八牋《じゅんせいはっせん》』という、中国で書かれた書物がありま す。人生を楽しく生きるための道家の知恵を集大成した書物ですが、そこに、次のような言葉が書かれています」


船を海に蔵《ぞう》するのはその宜《よろ》しきにかなうものであり、
山を沢に隠すのはその所を得たものである。

しかし造化《ぞうか》の力によって、古いものは日々新しくなる。

その速いことは流れる水のようである。

昨日の我《われ》（自分のこと）が今日の我となり、古い吾《われ》（あなたのこと）が新しい吾となるのも、まったくこれと同様である。

＊

□自然の流れに沿う、心とからだをつくる

「ここで書かれている造化というのは、天地自然、つまり私たちを産み出した自然の力のことです。そして、私たちは日々、タオの『気のトレーニング』をして、自然の流れに沿う心とからだをつくることが大切なのです。

つまり、洗心術で我執を放《ほ》かして素直になって、『そうか、じゃあ実践してみよう！』そう決意すると、その人の顔は、真剣なやる気のある顔になり、『気』不足のところが調和されて、不思議ときれいに、かっこよくなるものです。陰陽調和ですね。

もちろん日々の導引術、そして動功術によって、からだの『気の流れ』を正常にすることは大切ですよ。健康こそが、最もその人の美しさを輝かせてくれるのですから」

Rさんは、私の説明を受けて、きっぱりと、こういいました。

「つまりタオの『気のトレーニング』をして、我執を放《ほ》かし、健康になればいいのですね。わかりました。私も頑張ります」

＊

Rさんと私との対話は、いかがでしたか。

これは洗心術を紙上に再現したものです。

このように、洗心術によって、長年、自分を縛っていた我執を放かして、タオの生き方を学び、「気のトレーニング」の意義を再確認することができるのです。

□最も美しいのは健康な姿

次に、Ｉさんに対する洗心術を紹介します。

Ｉさんは、三〇代のビジネスマンです。

「先生、僕はなんとなく昔から、自分の姿が嫌いなのです。よくスカ～ッとした姿、そしてスカ～ッとした歩き方をする人がいますよね。会社の上司にもいるのですが、その人が会社の廊下を歩いていると、ふと目が行くほどで、なんといいますか、スカッとしているのです」

そうIさんはいいます。

私は、Iさんに、こう述べました。

「それは『気』があるのですね。そして姿がいいのです」

＊

「そうです。姿が悪く生まれた僕なんか、あんなふうに生まれた人がうらやましいです」

というIさん。

「赤ちゃんのときは、みな自然で美しいし、かわいいですね。いろいろな顔だちがあるけれど、みなとてもかわいらしい。難しい顔をしている大人も、赤ちゃんを見ると、思わずほほえみます。それは無邪気だからです。

実はその無邪気な姿、無為自然の姿こそが最も美しく、かっこいい姿なのです。

あなたも、生まれ持った美しさ、姿に戻り、動きのクセをとって、ぐんとかっこよくなれます。そして、導引術、動功術で、からだと動きの『気』を磨けば、スカ〜ッと歩けるようになりますよ」

この私の言葉を受けて、Iさんはたずねてきました。

「そうなのですか。動きや姿も変えられるのでしょうか？」

私はいいました。

「もちろんです。道家の『気のトレーニング』は全身の『気』をととのえて、身心を無為自然にする技ですから、『気』を磨き、トレーニングを重ねるうちに、どんどん姿が美しくなります」

「そうなのですか。いいですね」

とＩさん。

□タオで、自分だけの美しさを磨く

「そして最も大切なことがあります。それは人と見比べて、相手のようになろうとしないことです。みな、人それぞれ、自分だけの個性や美しさを持って生まれてきています。

どんな顔の人でも、健康なら、その姿や顔は、絶妙のバランスを取っていて、どんな整形美容もかなわない、自然の美しさを持っているものです。

タオイストは無為自然を大切にし、私たちが天地自然からいただいた、心とからだを、素直に無為自然に磨くことで、しなやかな、健康な心とからだを保って、その人だけが持つ美しさを磨きあげるのです。

Iさんも、人と見比べるより、まず自分自身を磨くことに専念すべきですね。そうしていくうちに、歩く足が軽くなり、また、からだが健康になりますから、日常の生活が楽しくなり、食事がおいしくなり、仕事の効率がよくなります。

そうしている間に、自分自身の姿がどんどん変わってゆくのです。『気』のある、その人らしい、しっかりと健康で、最も美しい姿になるのですよ」

私は、このように述べました。

□からだの内側から輝いてくる秘密

「自分らしい美しさですか。それは魅力的ですね。他人と比較しても、生まれたときから、持っているものが違いますから、整形美容で修整しないかぎり、イケメン俳優さんのような美しい顔にはなりませんが、調和のとれた自分らしい顔になるなら、なんだかとても楽しみです」

Ｉさんは、晴れやかな表情で、そう語りました。

「そうです。みなさん、そのことを知らずに、今はやりの顔にあわせて整形したりしますが、みんな同じ顔だったら、恐《こわ》いですよね。

みな違うから、よいのです。心とからだが調和して、顔に出るわけですから、やはり自分の顔がいちばんよいのです。

そして、『気のトレーニング』で磨くと、実はからだの内側から輝いてきます。これはどんな化粧品もかなわない、『気』の輝きなのですよ。ですから大勢の中にいても、ふと目立つ、美しさなのです。

とくに動功術もあわせて行うと、動きが本当に堂々として、軽やかで、美しくなりますよ」

＊

Ｉさんは、目が輝き、いきいきとした表情になっています。そして、きっぱりと、決意を述べました。

「そうなのですね。わかりました。僕は今日《きょう》から考えをあらためます。

自分らしく美しく磨くようにと、先生がいわれたみたいに、内側から輝けるように、『気のトレーニング』に励みます。

とくに動功術は、時間をつくって真剣に通おうと思います」

□本当の幸福を手に入れる最高の方法

「生きていることが楽しくない」

「何をしても、おもしろくない」

「つまらない、いやな世の中だ」

「退屈な人生だ」

そんなふうに、人生に不平不満を抱いている人が少なくないようです。

しかし、

「心の『とらわれ』や『こだわり』を捨てて、楽しく生きる」

人生において、なによりも大切なのは、このことです。

導引術をはじめとする「気のトレーニング」を続けていると、からだの邪気がすっきり排泄され、心身がととのい、気が充実するようになります。

すると、

「何をしても楽しい」

「何もしないでも楽しい」

というように、いつでも、生きていることが楽しくてしかたない、というふうになります。

「気のトレーニング」は、本当の幸福を手に入れ、真の豊かな人生を元気に送るための、最高の近道なのです。

関西本校

大阪〈道〉学院

〒530-0051　大阪府大阪市北区太融寺町8-8　日進ビル4F

☎06-6361-0054　http://osaka-dokan.jp/

九州本校

福岡〈道〉学院

〒812-0011　福岡県福岡市博多区博多駅前3-18-28　福岡Zビル3F　☎092-461-0038　http://fukuoka-dokan.jp/

鹿児島〈道〉学院

〒892-0848　鹿児島県鹿児島市平之町9-33　牧野ビル4F

☎099-239-9292　http://kagoshima-dokan.jp/

英彦山道場

〒838-1601　福岡県朝倉郡東峰村大字小石原字上原1360番地4

☎092-461-0038

TAO ACADEMY　International 北京

北京市朝阳区东四环中路41号　嘉泰国际大厦A座1900室

☎010-8571-1893

TAO ACADEMY International

Cosmo-Sangubashi-Bldg.2F 4-1-5 Yoyogi,Shibuya-ku,Tokyo 151-0053　☎03-3370-7601　http://www.nihondokan.co.jp/english/

道家〈道〉学院　TAO ACADEMY　事務局

フリーダイヤル☎0120-64-6140　（老子無為自然）http://dougakuin.jp/

道家〈道〉学院／TAO ACADEMY　一覧

道家〈道〉学院　総本部

〒971-8183　福島県いわき市泉町下川　☎0246-56-1444

本校

東京〈道〉学院

〒151-0053　東京都渋谷区代々木4-1-5　コスモ参宮橋ビル2・3・4F（受付2F）　☎03-3370-7701　http://dougakuin.jp/

道家道学院事務局　☎0120-64-6140（老子《ろうし》無為《むい》自然《しぜん》）

札幌〈道〉学院

〒060-0061　北海道札幌市中央区南1条西11丁目1番地　コンチネンタルWEST.Nビル2F

☎011-252-2064　http://sapporo-dokan.jp/

仙台〈道〉学院

〒980-0021　宮城県仙台市青葉区中央2-11-22　第5太田ビル2F　☎022-217-6455　http://sendai-dokan.jp/

いわき〈道〉学院

〒971-8183　福島県いわき市泉町下川　道家〈道〉学院総本部内　☎0246-56-1400　http://iwaki-dokan.jp/

埼玉〈道〉学院

〒330-0062　埼玉県さいたま市浦和区仲町2-10-15　LAPUTA V 5F

☎048-827-3888　http://saitama-dokan.jp/

著者略歴

道家〈道〉学院第二代学長。日本道観第二代道長。一般財団法人日本タオイズム協会初代会長。大仙山早島寺開基第二世。台南市道教会顧問。早島天來（早島正雄）初代学長のもとで四〇年来修行を重ね、一九九九年に道家龍門派伝的第十四代を継承。「気のトレーニング」の導引術・洗心術・動功術の指導で全国を飛び回る一方、中国道教協会、台南市道教会との交流を行う。また、東洋医学、仏教思想などの研究も重ね、鍼灸師、僧侶の資格ももつ。二〇一七年二月に逝去。
著書には『幸運を呼ぶ「気」の超パワー』『体を若返らせる「気」の超健康法』（以上、日本文芸社）、『タオのひけつ』『タオで生きぬく』（以上、学研パブリッシング）、『「気」の流れで決まる運・不運の法則』『「気」でわかる成功する人、ダメな人の法則』（以上、廣済堂出版）、『からだの「冷え」がよくとれる』（コスミック出版）、『「気」でスッキリやせた』（二見書房）などがある。

冷《ひ》えをとる「気《き》のトレーニング」
――TAO《タオ》の実践哲学《じっせんてつがく》が心身《しんしん》を変《か》える！

二〇一七年一一月九日　第一刷発行

著者　早島妙瑞《はやしまみょうずい》
発行者　古屋信吾
発行所　株式会社さくら舎　http://www.sakurasha.com
東京都千代田区富士見一-二-一一　〒一〇二-〇〇七一
電話　営業　〇三-五二一一-六五三三　FAX　〇三-五二一一-六四八一
編集　〇三-五二一一-六四八〇　振替　〇〇一九〇-八-四〇二〇六〇

装丁　長久雅行
イラスト　須藤裕子
印刷・製本　中央精版印刷株式会社

ISBN978-4-86581-125-4